EBERS

翻 开 生 命 新 篇 章

病気の社会史

文明的病因:
从疾病看待世界文明史

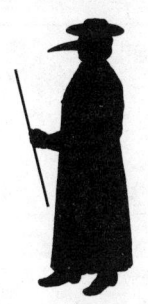

〔日〕立川昭二 —— 著

吴昊阳 —— 译　陈文浩　高迪思 —— 审

科学普及出版社
·北京·

图书在版编目（CIP）数据

文明的病因：从疾病看待世界文明史 /（日）立川昭二著；吴昊阳译. — 北京：科学普及出版社, 2025.3
ISBN 978-7-110-10733-1

Ⅰ.①文⋯ Ⅱ.①立⋯②吴⋯ Ⅲ.①医学史—世界 Ⅳ.① R-091

中国国家版本馆 CIP 数据核字 (2024) 第 072025 号

著作权合同登记号：01-2023-0617

BYOKI NO SHAKAISHI: BUNMEI NI SAGURU BYOIN
by Shoji Tatsukawa
2007 by Shiro Tatsukawa
Originally published in 2007 by Iwanami Shoten, Publishers, Tokyo.
This simplified Chinese edition published 2023
by China Science and Technology Press / Popular Science Press, Beijing
by arrangement with Iwanami Shoten, Publishers, Tokyo

策划编辑	王　微　宗俊琳　郭仕薪
责任编辑	孙　超
文字编辑	汪　琼　郭仕薪
装帧设计	佳木水轩
责任印制	徐　飞

出　　版	科学普及出版社
发　　行	中国科学技术出版社有限公司
地　　址	北京市海淀区中关村南大街 16 号
邮　　编	100081
发行电话	010-62173865
传　　真	010-62179148
网　　址	http://www.cspbooks.com.cn

开　　本	880mm×1230mm　1/32
字　　数	205 千字
印　　张	9.25
版　　次	2025 年 3 月第 1 版
印　　次	2025 年 3 月第 1 次印刷
印　　刷	北京盛通印刷股份有限公司
书　　号	ISBN 978-7-110-10733-1/R・929
定　　价	78.00 元

（凡购买本社图书，如有缺页、倒页、脱页者，本社销售中心负责调换）

内容提要

疾病是属于社会和文明的,而社会和文明是有历史的,所以疾病也是有历史的。

疾病事关每个人的生死,站在个人的角度,其重要性堪比整个世界。同理,疾病也是"社会"和"文明"的大事,疾病对人类历史来说也是一件大事。

文明创造疾病,疾病又反过来塑造文明,两者相辅相成,往复循环。

日本知名病理史学者立川昭二通过追溯疾病与文明的进程,揭示了世界历史与各类区域疾病、大流行病如何产生交会及其后续影响。那些全球历史的转折点,其背后往往有某些疾病的身影。古希腊疾病、麻风病、瘟疫、梅毒、肺结核、大流感、霍乱、癌症……这些人人皆知的疾病,为何会成为影响全球的大灾难?它们又对所处的国家和时代产生怎样的影响?

这是一部在日本学术界久负盛名的疾病社会史著作,通过丰富的细节、数据与史料,描绘了令人畏惧的瘟疫和不断困扰人们的新"疑难杂症",并深入思考了疾病的根源及其对人类的意义。

著者简介

[日] 立川昭二（1927—2017 年）

历史学者、病理史权威学者，北里大学名誉教授，生于日本东京。博士毕业于早稻田大学文学部历史系，1966年起担任北里大学教授。1980年因《死亡景观：历史纪行》一书，荣获"三得利社会科学奖"。1997年退休，被返聘为北里大学名誉教授。起初以研究采矿业历史为主，自20世纪70年代以来开始专门研究疾病与死亡的文化史，并出版了数十部专著，包括《日本人的疾病史》（1976年）、《江户病历：江户时代的疾病与医疗》（1976年）、《死亡景观：历史纪行》（1979年）、《疾病与人的文化史》（1984年）、《明治医事往来》（1986年）等。

译者简介

吴昊阳

日语译者，庆应义塾大学东洋史专业硕士，高中日语教师，已出版译著有《花粉症与人类》《古代中国的宇宙论》《陶瓷：粘连文明的泥土》等。

审校者简介

陈文浩

伦敦大学学院理学硕士，北京大学医学人文学院科学技术史（医药政策法制史方向）博士研究生。

高迪思

北京大学科学技术史专业博士，主要研究方向为医学人文与医学教育。

目 录

开篇 001
    为什么要研究疾病的历史 003
    疾病是如何发生的 006

第1章 《伯罗奔尼撒战争史》的主角 013
    悲剧的开场：雅典大瘟疫 015
    最早的瘟疫记录 017
    雅典大瘟疫到底是什么 020
    哀伤的雅典娜 023
    四分之一 026
    瘟疫的政治影响 027
    伯利克里的愤怒 028
    伯罗奔尼撒战争的真正主角 030

第2章 洁白之手：麻风病 033
    可怜的海因里希 035
    罗马帝国的瘟疫 037
    查士丁尼瘟疫 040

厚重的阴霾：麻风病　　　　　　　　　044

不洁净！不洁净！　　　　　　　　　047

洁白之手　　　　　　　　　　　　　050

圣女与麻风病病人　　　　　　　　　053

第3章　黎明前的鼠疫　　　　　　　　057

鼠疫塔　　　　　　　　　　　　　　059

老鼠、跳蚤、鼠疫杆菌　　　　　　　061

那场瘟疫　　　　　　　　　　　　　064

鼠疫之路　　　　　　　　　　　　　066

日以继夜　　　　　　　　　　　　　068

星辰？空气？投毒？　　　　　　　　074

检疫隔离的由来　　　　　　　　　　076

二分之一　　　　　　　　　　　　　078

鞭笞与游街　　　　　　　　　　　　080

死亡舞会　　　　　　　　　　　　　082

犹太人的悲剧　　　　　　　　　　　084

黑死病之后的时代　　　　　　　　　086

第4章　梅毒：文艺复兴的谎花　　　　089

登天之乐，下狱之苦　　　　　　　　091

法国病与那不勒斯病　　　　　　　　094

文艺复兴的阴霾　　　　　　　　　　096

哥伦布的礼物 099
梅毒传入日本 101
鼻烂嘴歪 103
所谓"文明" 106

第 5 章　工业革命与结核病　　109

泰晤士河畔的青年 111
没有破坏的破坏性革命 113
可怜的杰克 114
半倒塌的小宅子 117
眼睛凹陷的幽灵 120
身心俱损的工人 124
平均寿命 15 岁 128
结核病的历史 129
白色鼠疫 133
逐渐被侵蚀的工人肺部 135
织蕾丝的女孩 137
吐血的诗人 140
结核病与历史规律 141

第 6 章　近代文明的谷壑：癌症　　143

子弹与病原菌 145
20 世纪的瘟疫：大流感 146

生命统计说了什么	148
职业癌症的初始病例	151
癌症的历史	155
烟囱清理工的恶疾	157
作为致癌因子的文明	161
每四个中有一个	163

第7章 霍乱下的政府与民众　169

一座墓碑	171
近代化与霍乱	171
霍乱疫情	175
幕末虎列剌流行记	178
明治维新与霍乱	180
《虎列剌豫防谕解》	185
未得虎列剌，巡捕已先达	187
霍乱下的日本社会	190
霍乱一揆	193
被迫修约	200
难民、霍乱与秃鹰	202

第8章 明治时期的病历　207

"人生三十"到"人生八十"	209
明治日本的社会环境	212

近代化过程中的贫穷与疾病　215

繁荣不外于卫生　219

筛选老百姓　221

强兵与脚气病　223

第9章　明治百年间的疾病　227

文明开化与性病　229

女工哀史与结核病　234

"殖产兴业"与公害病　246

作为社会病的精神病　249

死因所见的"明治百年"　254

终章　263

跨越高墙　265

历史进程中的夜与雾　267

历史的进步与疾病　271

初版后记　274

岩波现代文库版后记　276

相关文献资料　280

开篇

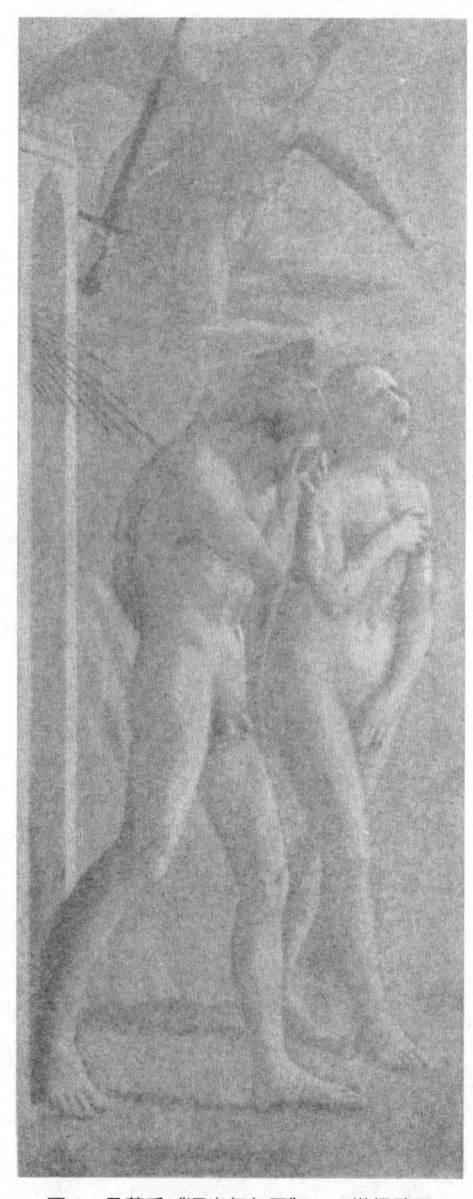

图1 马萨乔《逐出伊甸园》,15世纪壁画

为什么要研究疾病的历史

疾病是什么？疾病是"我"得的流感，是"我"孩子得的哮喘，是"我"朋友得的癌症。"我"因为流感发热，不得不向学校或者公司请假；"我"的孩子因为哮喘发作而苦不堪言；"我"的朋友因为癌症不幸去世。这是"我"的伤痛、"我"的苦恼、"我"的眼泪。

疾病，毋庸置疑是"我"这个人的疾病。也就是说，疾病不能单独存在，而是以"病人"的形式存在。如此一来，既然疾病归根结底是属于人类的东西，那么所谓的流感、哮喘、癌症便不仅是"我"一个人的病，还是"我"归属的这个"社会"的病，甚至是包裹着"我"的这个"文明"的病。巧合的是，"我"这无可替代的一生也正像疾病一样，无法超脱社会和文明而单独存在。

疾病是属于社会和文明的，而社会和文明是有历史的，可知疾病也是有历史的。

"我"的疾病事关个人的生死，兹事体大，站在"我"的角度，其重要性甚至可以与整个世界相比较。同理，疾病也是"社会"和"文明"的大事，从而可知疾病对于人类历史而言，也是一件大事。

疾病是一种生物学现象。例如，发热本质上有可能是甲型流感病毒附着在鼻腔；肿瘤本质上也有可能只是胃壁上异常增殖的细胞。但是，仅此而已吗？

如果真的仅此而已的话，那么疾病光靠"医学"手段就能处理好了。然而事实并非如此，这也证明了"疾病"这个简简单单的词语或许蕴藏着更广、更深的含义。

疾病最直接的病因可能是病毒或者异常增殖的细胞，但这些始作俑者是在哪里产生的，如何产生的，又是经历了怎样的传播途径才诱发疾病的呢？疾病会危害人体组织的最根本原因是什么呢？是不是任何物质都会致癌呢？为什么会出现致癌物质呢？我们可以发现，一直追问下去，一切病因都要放到社会的发展、文明的重量之中去思考。

在此，对于疾病，我持以下立场。

首先，疾病是文明所创造的。例如，有机水银中毒、支气管哮喘等公害病；交通事故、环境致癌、神经症等被称为文明病的疾病；职业病等显然是由人类文明引起的。但不止于此。结核病、性病等感染性疾病，甚至霍乱、伤寒这类急性传染病，光有病原菌是无法发展成疾病的，要传播、繁殖的条件都满足了，病原菌才能真正成为"疾病"。这些条件固然有非人为的巧合因素在里面，但绝大多数都是人类自己所创造出来的——即所谓的"文明"和"社会"。

战争和贫穷是疾病的温床这点自不待言。除此之外，衣食住行的方式塑造了疾病的生态。餐桌上的菜单可以说就是疾病的清单（catalogue）。衣服的时尚潮流和暖气、照明等居住生活的风格（style）书写着时代的病历。每个文明、每个社会，都有着独特的疾病结构和疾病生态。

其次，文明的交流也是疾病的交流。人员会迁徙，物资会流动，疾病也随之而动。创造疾病并非只有政治和经济，思想也能创造疾病。例如，精神病就是时代思潮的一个折射投影。而从药祸和最近的医源性疾病来看，科学本身也能创造疾病。

最后，疾病能够改变文明、驱动社会。瘟疫是古希腊和古罗马灭亡的其中一个原因；中世纪晚期袭击欧洲的鼠疫是拉开近代帷幕的阵痛；斑疹伤寒是拿破仑远征俄国失败的原因之一。在对国家、民族命运的影响力方面，无论多先进的武器，有时候都比不上能传播斑疹伤寒的虱子或传播鼠疫的跳蚤。疟原虫能让一个文明衰退，比疟原虫更小的霍乱弧菌和赤痢杆菌能够毁掉一支军队。要是没有结核病和梅毒，或许近代文化显现出来的色彩将会是另一副模样吧。

文明创造疾病，疾病又反过来塑造文明，两者相辅相成，往复循环。

既然文明创造了疾病，疾病驱动了社会，那么自然疾病本身便带有了强烈的"历史性"。这个历史性，我们应该能够从历史过程中，或者在"疾病的历史规律性"中寻得。

有时候，通过"分析历史"能够挖掘出以往充满谜团的某种疾病的真相。我们现在追踪人类和疾病那旷日持久、剪不断理还乱的纠缠，似乎可以说是历史研究中的一个重要课题了。

人类一直以来都很关注针对疾病的知识——医学，但对疾病本身的历史却几乎毫不关心。因此，人们都有这么一个印象或信仰，即在人类历史长河中，疾病本身没有发生变化，变的是人类的疾病相关知识。然而，疾病确确实实是随时代而变化的。既有消失的疾病，也有新生的疾病。中世纪的流行性舞蹈病和近世纪英国的汗热病已经被剔除出今天的医学辞典了，而血清性肝炎等显然是近来才有的疾病。癌症倒是从古至今都有，但古埃及人的癌症和现代日本人的癌症，生态已经完全不同了。同样是梅毒螺旋体，不同的时代，有着不同的性状。

综上，疾病背负着"历史"这一遥远而沉重的因果。正因为疾病有着显著的历史性，所以我们了解过去的疾病，就能理解现在的疾病，从而帮助预测未来的疾病。

疾病是如何发生的

人们常说疾病和人类一样古老。不过要谈到疾病的起源,就好比要谈生命的起源,难度系数极高。要完全探索出某种疾病是什么时候、在哪里、怎样产生,几乎是不可能的。

探索疾病起源之所以难,首先难在该如何定义"疾病",其次难在材料的匮乏——近代以前的人们不晓得该如何记录疾病,时代越早,有关疾病的可信史料就越少。

需要纠正的是,虽然现在人们说疾病和人类一样古老,但真要计较起来,疾病要比人类古老得多。在人类出现之前的动物化石上就已经发现了疾病的痕迹,如被寄生虫寄生的贝类、罹患脑膜炎的恐龙等。动物的感染性疾病先通过宿主或者家畜传染给人,然后再从人传染给人,这才成了"疾病"。至于非感染性疾病则和人类历史一样古老,在古人类化石和现代人类身上都发现了相同的疾病。利用这些化石和出土人骨等材料研究原始时代、古代的疾病的学科被称为古病理学(paleopathology)。

古病理学的新成果显示,人们从古埃及的木乃伊上发现了肺炎、硅沉着病、胸膜炎、肾结石、胆结石、肝硬化、中耳炎、阑尾炎、鼻窦炎、淋病、麻疹、麻风病、疟疾、结核病,以及龋齿、眼疾、寄生虫病、癌症等时至今日都很常见的疾病。此外,在一些浮雕和壁画上也能窥见古人的疾病。例如,公元前1500年前后的一座浮雕清晰地表明了当时的埃及已经有了小儿麻痹症病人。

从上述古病理学所列的结果可知,人类的大部分疾病早在远古时期已经存在。随着人类所创的文明历史的发展,时代不同、环境不同,这些疾病的生态也发生了180度变化。考古学家柴

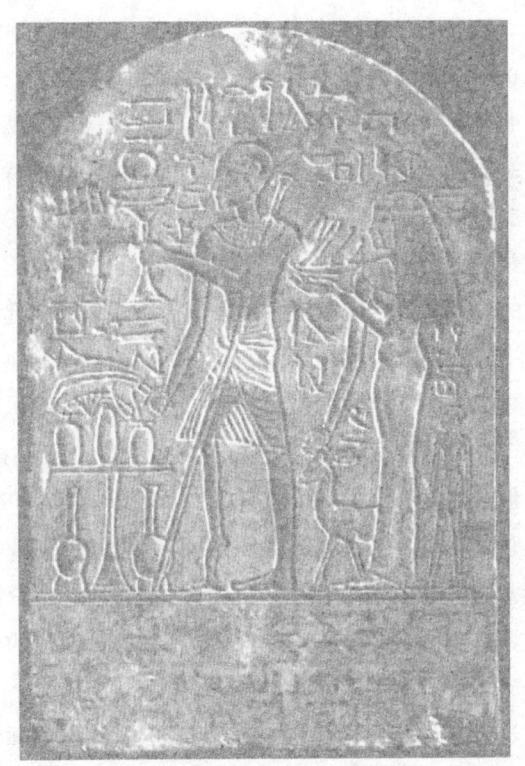

图 2　罹患小儿麻痹症的古埃及人，约公元前 1500 年

尔德在写作文明史时，以"*Man Makes Himself*（《人类创造了自身》）"为书名[1]，但同时人类也创造了疾病。

自从人类被"逐出伊甸园"，即从自然生活迈入文明生活、社会生活之后，疾病也随之被人类所创造的"文明"和"社会"大幅改造，不复过去的自然样貌。作为人类生活基础的衣食住行，是与疾病联系最深的因素。尤其是饥饿与暴食——尽管两者会随着文明和社会的发展有所变化——更是与疾病的结构密切联系。饥饿，即营养不良会造成流行病、营养障碍自不待言，而暴食也会造成所谓的营养病。莎士比亚的《威尼斯商人》里，女仆尼莉莎就说过："吃得太饱的人，跟挨饿吃不到东西的人，一样是会害病的。"据传19世纪欧洲暴发的流行性痛风，起因就是暴饮暴食。第二次世界大战期间因吃得不好而导致的心血管疾病在战后已经减少了，反而因为食物产量的再度丰富，痛风开始死灰复燃。

文明创造了居住生活和衣着生活，而居住生活和衣着生活的模式又创造了各种疾病。例如，1902年法国作家爱弥尔·左拉在巴黎意外去世，死因是在通风不良的室内烧火炉导致的一氧化碳中毒。这就是"火炉"这一文明事物所创造的悲剧——中毒。

历史上，白人接触发展中国家或者未开化地区的原住民时必定带来的流行病灾害生动形象地告诉了我们，与发达文明的接触将如何塑造疾病。18—19世纪，美洲印第安人、波利尼西亚人、非洲原住民因为感染了欧洲侵略者带来的天花、结核病、麻疹，

---

[1] 译者注：安家瑗、余敬东译，《人类创造了自身》，上海三联书店，2008年。

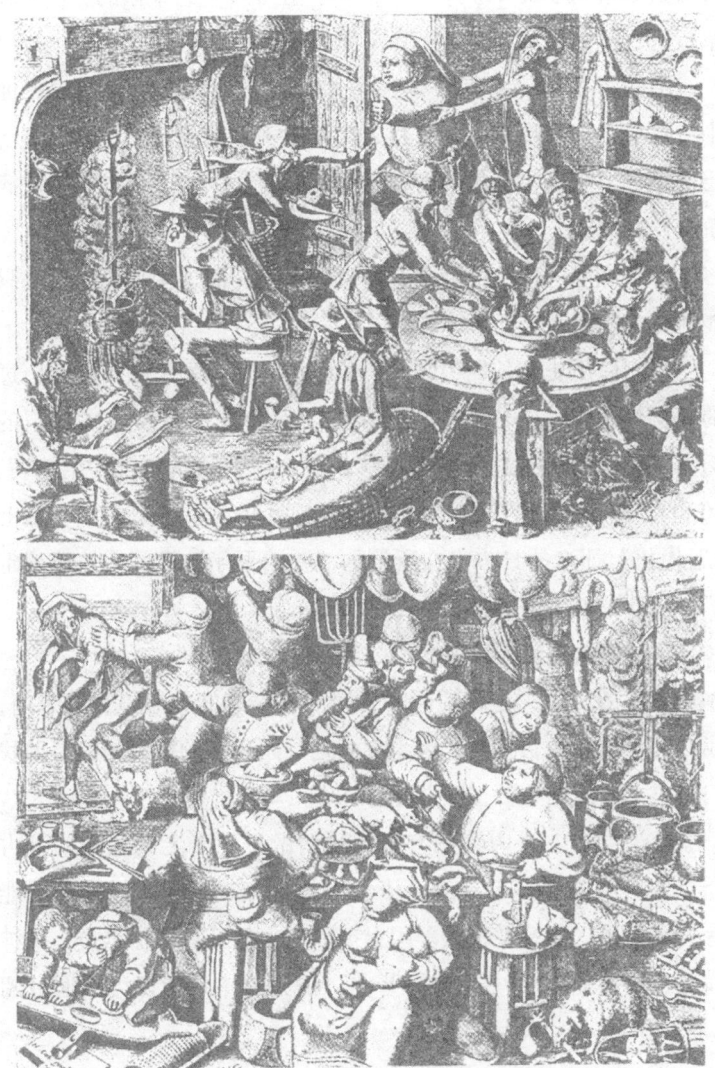

图3 布鲁盖尔《饥饿》(上)、《暴食》(下)

人口数量遭到了毁灭性打击。史怀哲[1]在非洲赤道地区的原始丛林里行医，诊治过的许多疾病其实都是欧洲人传过来的。

战争、贫穷、疾病，是人类背负的三大原罪。在历史长河中，这三者屡屡沆瀣一气，将人类推向不幸的深渊。在社会经济层面而言，三者中又以贫穷常常与疾病互为因果，引发了"疾病阶级性"问题。

每个文明、每个社会都有各自的恶疾，而这个恶疾，似乎只能通过文明和社会变革才能击退。

我们以历史上长期引领文明的欧洲为例，列举欧洲所经历过的社会性恶疾——13世纪的麻风病、14世纪的鼠疫、16世纪的梅毒、17—18世纪的天花和斑疹伤寒、19世纪的霍乱和结核病、20世纪的流感，以及今天的癌症和心脏病。明治维新之后，踏上"近代化"征途的日本也在所谓的"明治百年"期间，快速地走了一遍欧洲的疾病老路。

这些事情到底在诉说些什么呢？

疾病的历史，是苦涩的、昏暗的、疼痛的。但不管有多痛，我们都不应该闭目塞听。因为疾病是一面亮堂的棱镜，能帮助我们照出文明的光与影、历史的明与暗。

虽说如此，人力终归有限，我们做不到毫无纰漏地回溯古今东西人类与疾病的纠缠，毕竟光是中毒或者光是结核病就能写一本书了，而且现在欧美国家市面上也已经有了梅毒史、精神病史、中世纪瘟疫史等专门著作，相关的体系知识可以通过阅

---

[1] 译者注：艾伯特·史怀哲（Albert Schweitzer），德国医生、音乐家、哲学家，1952年诺贝尔和平奖得主。出生于宗教世家，小时候就显示出高超的音乐天赋，长大后在巴黎大学、柏林大学深造，获哲学、神学博士学位。因偶然看到非洲人深受病痛折磨，于心不忍，转而学医，在非洲开设了一所丛林医院。

读这些著作取得。本书也只不过是从中选了几个我个人有意谈谈的话题罢了，况且我也不打算贸然地谈一些今天的医学、医疗技术都还没解决的大问题。我只是想了解过去的人们如何与疾病打交道，从疾病中学到了什么，谦逊地聆听一下历史的教诲而已。

第 1 章
《伯罗奔尼撒战争史》的主角

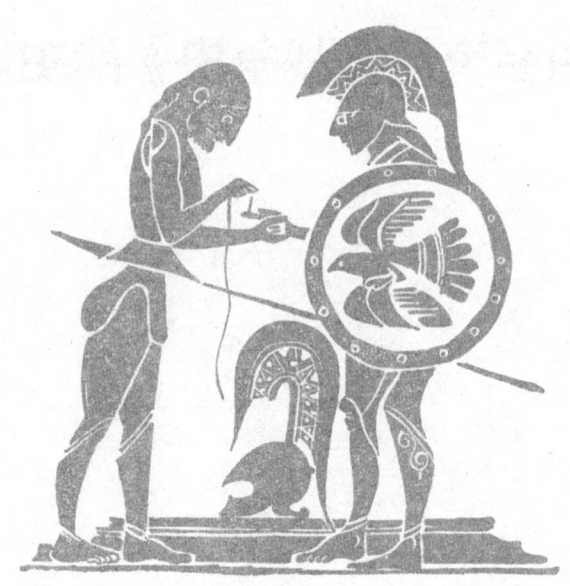

图 4　给战友包扎伤口的古希腊士兵，公元前 5 世纪陶瓶画

悲剧的开场：雅典大瘟疫

"希腊为什么会灭亡呢？尤其是作为希腊文明中心的雅典城邦是因为什么原因而灭亡的呢？"

如果你拿这个简单朴素的问题去问专门的历史学家，他多半会回答一些"城邦社会内部矛盾"之类让普通人听得似懂非懂的话。古希腊很早就已经取得了高度发达的文明成果，这些文明成果即使放到古今东西的历史长河中依然堪称是最高级别的。正因如此，历史学家们对于古希腊衰亡的原因不敢轻易断定。然而，有一个导致繁荣的古希腊文明由盛转衰的原因，它不难理解，任何人都能一眼看穿，却不知为何一直以来都被忽略。那就是瘟疫。

> 最可恨的带火瘟神降临到这城邦，使卡德摩斯的家园变为一片荒凉，幽暗的冥土里倒充满了悲叹和哭声。
> ——索福克勒斯《俄狄浦斯王·开场》[1]

公元前431年，雅典和斯巴达两座城邦爆发了战争。这场仗打了整整27年，战场覆盖了整个希腊。战争之后，希腊开始走向衰亡。公元前430年，即历史上著名的伯罗奔尼撒战争的第二年，瘟疫袭击了雅典城。这场瘟疫是当时66岁的剧作家索福克勒斯创作的悲剧《俄狄浦斯王》中重要的故事背景，这部剧作也被誉为希腊悲剧作品中的"最高杰作"。

年老的诗人索福克勒斯想必永远无法忘怀这场瘟疫。那年初

---

[1] 译者注：摘自罗念生译，《索福克勒斯悲剧集：俄狄浦斯王》，上海人民出版社，2020年。

夏，瘟疫突如其来地袭击了雅典，不分男女老少、高低贵贱，一视同仁地收割着他们的生命。雅典的领导人伯利克里也不幸染上了瘟疫而病逝。当时，每四个雅典人中就有一个因为瘟疫而死去。在与斯巴达的内战中，一度占据优势的雅典迅速丧失了战意和战斗力。这场痛苦的回忆，用来点缀俄狄浦斯王悲剧的开场是最好不过的了。

这场瘟疫并不只在悲剧文学作品中留名。目前能找到的医生手稿中虽然没有这场瘟疫的记录，但好在历史学家修昔底德（公元前460年—公元前400年）用透彻的历史眼光和雄浑的笔力，记载了伯罗奔尼撒战争的始末。《伯罗奔尼撒战争史》第二卷中，修昔底德细致描绘了瘟疫暴发的过程，让后人得知了这场灾难。在古今中西为数庞大的瘟疫记载中，修昔底德的记载是史上最初的详细记录，而且可信度、科学性很高，是后世瘟疫记录的雏形。因此，公元前430年的这场在雅典暴发的瘟疫，被后世称为"雅典大瘟疫"（plague of Athens）或"修昔底德综合征"。

在修昔底德之前，希腊其实也是有关于瘟疫的记载的。例如，世界最古老的文学作品《荷马史诗·伊利亚特》中就提到阿喀琉斯与阿卡门农王争吵结怨，太阳神阿波罗不满阿卡门农王的大不敬，弯弓搭箭射到阿开奥斯军中，"使军中发生凶恶的瘟疫，将士死亡……焚化尸首的柴薪烧了一层又一层"[1]。

修昔底德的前辈希罗多德（公元前484年—公元前425年）在《历史》第八卷中写道，希波战争中，攻打希腊的薛西斯一世因军粮道被断，又祸不单行地遭到瘟疫打击，最终只能抛弃病人，逃回小亚细亚。

---

[1] 译者注：摘自罗念生译，《荷马史诗·伊利亚特》第一卷，《罗念生全集（第六卷）》，上海人民出版社，2004年。

可惜的是，以上这些记载全都是只言片语。真正怀着敏锐的问题意识探究人类历史推动力的记者鼻祖还得是修昔底德，他在丰富的具体史料基础上，以堪称已具备近代历史写作性质的客观笔触报道记录（reportage）。

最早的瘟疫记录

提到有关瘟疫的文字记载，很多人马上就会想到伯利克里的《葬礼演说》。这段演讲词收录在《伯罗奔尼撒战争史》第二卷第35—46段，既赞颂了雅典的荣光，又提到了雅典惨淡的命途。或许伯利克里并非故意要这么处理文稿，但客观而言，这一前后反转的确起到了抑扬顿挫的戏剧性效果，让读者也不由得掩卷沉思。

与之对比，史学家面对死亡的口吻倒是颇显冷静。在伯利克里的演说之后，修昔底德如此写道：

> 在第二年的初夏，拉栖代梦人和他们的同盟者，像从前一样，用他们全部军队的2/3侵入阿提卡，宙西达姆斯之子、拉栖代梦之王——阿奇达姆斯担任全军指挥官。他们安营扎寨后，便开始蹂躏那个地区。在他们的军队抵达阿提卡之后不久，瘟疫就首先在雅典人中间发生了。据说，这种瘟疫过去曾在毗邻列姆诺斯的地区和其他地方流行过，但是在人们的记忆中从来没有哪个地方的瘟疫像雅典的瘟疫这样严重，或者伤害过这么多的人命。起初，医生们完全不能医治这种疾病，因为他们不知道正确的治疗方法。医生们自己死亡最

多，因为他们和病人接触最频繁。任何人工技术都没有什么疗效。在神庙中祈祷，询问神谕，诸如此类的办法，都同样毫无用处，直到最后他们完全为病痛的威力所征服，他们也不再求神占卜了。[1]

接着，修昔底德提到了瘟疫的起源地，说是最先起源于苏丹地区，然后传到埃及、利比亚，再到雅典的外港比雷埃夫斯，最终大举侵袭雅典。

然后，修昔底德表明了自己记载瘟疫病情的态度："就我本人而言，我将扼要地记载这种现象，描述它的症状，如果以后再发生这种病，学者们也许会对它有所认识。这一点我会做得较好，因为我自己患过这种病，也见过别人患过这种病。"在接下来的第49段中，他详细描述了病情症状，而这也是这场瘟疫记录的核心所在：

一般人都承认，那一年没有其他引人注目的病症，极少数患过其他疾病的人，最终也都染上了这种病。但是，它一般没有什么显著的发病原因。身体健壮的人都是突然高热，眼睛变红、发炎，口腔内喉咙或舌头渗血；呼吸不自然，不舒服。接下来便是打喷嚏，喉咙嘶哑。然后是胸部疼痛，剧烈咳嗽。再之后是腹部疼痛，呕吐出医生能辨认的各种"胆汁"，整个发病过程是很痛苦的。大多数病人接下去都是干呕，严重痉挛。有些人的抽搐很快就停止了，有些人则持续很久。皮肤表面温度不是很高，从外表上看也没有出现苍

---

[1] 译者注：下文相关引用均摘自徐松岩译，《伯罗奔尼撒战争史》，上海人民出版社，2017年。

白色，皮肤呈红色或青黑色，突然冒出小脓疱和溃疡。但是病人身体内部高热难耐，就连穿着最薄的亚麻布衣都难以忍受，所以他们就脱掉所有衣服。还有，他们最喜欢纵身跳入冷水中。事实上，一些无人照料的病人就是这样做的，他们跳进雨水池中以消除不可抑制的干渴。但无论喝多少水症状都没有丝毫不同。另外，长时间的失眠和焦躁不安也一直困扰着他们。当这种疾病病入膏肓时，病人的身体非但没有衰弱，反而爆发出惊人的力量，能抵御一切痛苦。因此，大多数病人都是在第七天或第八天由于高热而死亡，这时他们尚有一丝力气。但是，如果病人度过这个时期，病痛便进入肠道，出现严重的溃烂，并且伴有严重的腹泻，由此使病人气力衰竭，通常都是这样死去。因为这种疾病从头部发起，进而传遍身体各部位，一个人纵或幸免于死，其四肢也都会留有它的痕迹。例如，这种疾病蔓延至生殖器、手指和脚趾，许多人丧失了这些器官的功能，有些人还丧失了视力。还有一些人在开始康复的时候完全丧失了记忆，他们不知道自己是谁，也不认识自己的朋友。

长期以来，许多学者关注这场雅典大瘟疫，绞尽脑汁想从修昔底德的记载中破解瘟疫到底是现代人所指的哪种传染病。在看各路医疗史专家对这场瘟疫的鉴别诊断之前，我们先来归纳一下修昔底德所描述的症状。

最先出现的症状是高热和眼睛充血，然后是舌头和咽喉发炎，接着是打喷嚏、声音嘶哑、胸痛、咳嗽，再后来是胃肠功能紊乱、剧烈呕吐、腹泻、痉挛。随着高热不止，皮肤开始起小疱和溃疡，伴随焦渴感、神智错乱。因高热而衰弱的病人一般在发病后 7～9 天死亡，而熬过急性期的病人也大多因为重度脱水而衰竭去世，即使运气好逃过一劫保住性命，在恢复期间也会深受各种诸如手指、脚趾、生殖器坏死，失明或失忆等后遗症所苦。

雅典大瘟疫到底是什么

那么，这场瘟疫到底是哪种病呢？既然修昔底德的症状描述那么详细，是不是很简单就能推断出来呢？首先，这有可能不是单一的传染病，而是多种疾病并发引起的瘟疫。其次，即使是同一种病，古代和现代的症状也有可能存在差异。基于这两点，自古以来人们对雅典的这场大瘟疫有着各种各样的病名猜想，如腺鼠疫、天花、麻疹、梅毒、登革热、麦角中毒、斑疹伤寒等。

先来看"鼠疫说"。一提到欧洲的瘟疫，很多人的第一反应就是鼠疫。19 世纪初，医疗史专家奥扎南提出"雅典大瘟疫的本质是腺鼠疫"之后，在很长一段时间里成为共识。在拉丁语、英语、法语、德语中，pest 泛指"恶疾""急性传染病"，plague 和 pestilence 则既可以泛指天花、伤寒、赤痢等瘟疫，也能单指鼠疫这一种疾病。也就是说，因为欧洲人习惯把"瘟疫"和"鼠疫"混淆，所以他们把 plague of Athens 误记为"雅典鼠疫"了。从修昔底德描述的症状来看，雅典大瘟疫也不符合鼠疫的特征，因而鼠疫说如今已经被排除了。

接着来看"斑疹伤寒说"。这一猜想是由瘟疫史学者赫泽尔和赫克尔提出的，并获得了许多赞同。他们两人认为，修昔底德描述中的疱疹虽然和今天的斑疹伤寒症状不符，但考虑到疾

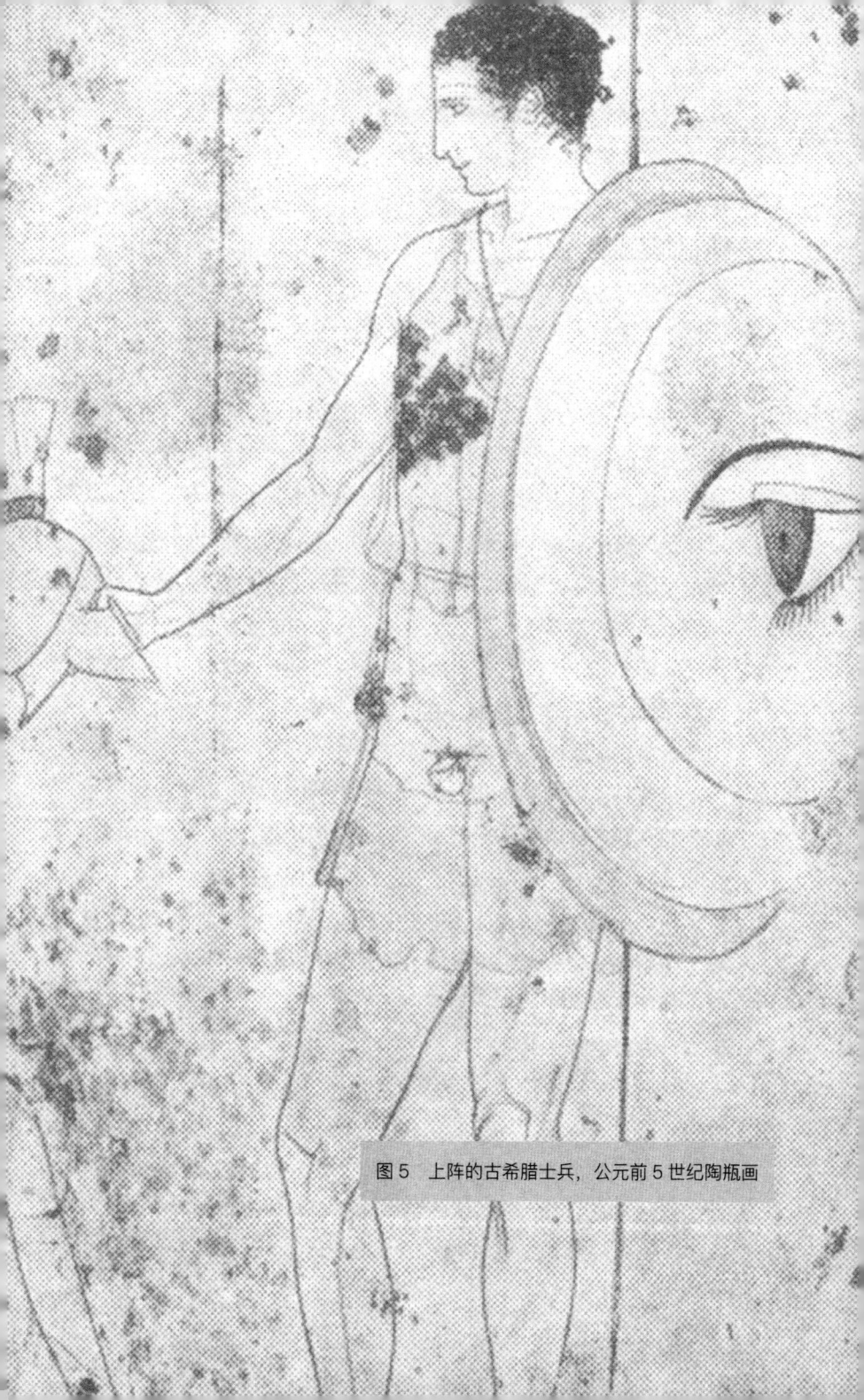

图 5　上阵的古希腊士兵，公元前 5 世纪陶瓶画

病的症状会随着时代而演变,这场瘟疫最有可能就是斑疹伤寒（typhus exanthematicus）。近年来,亨琛（Henschen）、克劳福德、麦克阿瑟等专家都赞同此说。基尔也以当时雅典有斑疹伤寒的传播媒介虱子为由,赞同斑疹伤寒的说法。

然后是"天花说"。著有一部优秀的斑疹伤寒史《老鼠、虱子和历史》的汉斯·辛瑟尔反而最先反对斑疹伤寒说。他认为,首先那个时候就不存在斑疹伤寒,其次从疫情的暴发情况、症状最先出现在呼吸器官、疱疹的性质、后遗症的表现来看,显然不可能是斑疹伤寒,反而更像是天花（smallpox）。修昔底德描述中的"小脓疱",在希腊语中写作"φλνκταινα",意为"丘状隆起",与斑疹伤寒的皮疹不一样。至于说支持天花说的证据,辛瑟尔指出公元前396年,即雅典大瘟疫结束三四年后,包围叙拉古的迦太基军队中也出现了瘟疫,在狄奥多罗斯对这场瘟疫的记载中,出现了明显是在描述天花的字眼。

接着是"麦角中毒说",认为雅典大瘟疫是由寄生在裸麦里的麦角菌（Claviceps purpurea）所引发的中毒,即"麦角中毒"（ergotism 或 ergot poisoning）。虽然麦角中毒不是严格意义上的传染病,但也有可能在群体中集中暴发,如在俄罗斯就曾经出现过麦角中毒疫情。麦角中毒的主要症状是胃肠功能紊乱、知觉钝麻,伴随痉挛和手指、脚趾坏死,与修昔底德的记载部分相符,故这一说法也有不少赞同者。

最后是"麻疹说",认为雅典大瘟疫是病毒引发的急性发疹性传染病——麻疹（measles）。在今天,麻疹早就算不上什么瘟疫了,但其实它在偏远地区首次暴发时异常凶猛,1875年斐济岛的麻疹疫情就是一例。医疗史专家舒兹伯利以此为根据支持麻疹说。

除以上之外，还有梅毒说、登革热说、毒蘑菇中毒说等猜想，但可信度都不高。

综上可知，现阶段我们还不能断定雅典大瘟疫到底是哪种病，因为每种猜想都有道理，如果硬要回答，最大可能是斑疹伤寒、天花和麻疹中某两者或三者的混合体，或者还合并了其他疾病。毕竟，某个地方的环境有利于一种病原体蔓延，自然也能满足其他流行病的传播条件。在古典时代和中世纪时期，单一疾病暴发成瘟疫的情况反而是极少的。修昔底德的记载在今天看来难以理解，很有可能就是因为当时雅典的瘟疫是几种疾病同时流行所致。况且希罗多德在《历史》第 52 段明确写道：在开战的同时，乡村人口大量涌进了雅典城，导致城市人口严重过剩。在这样的条件下，无论是哪种传染病，都将极为容易暴发和蔓延开来。

哀伤的雅典娜

无论病名叫什么，总之这个传染病侵袭了人员密集的城市。当地的居民从来没遇到过这么凶狠的病毒，一时间哀鸿遍野。

> 这种疾病的实况是难以用语言文字来描述的，它对人类侵害之沉重，几乎不是人所能忍受的。下面的情况可以最清楚地表明这场瘟疫与所有普通的疾病有所不同。所有攫食人类尸体的鸟兽，或者远离尸体（尽管有许多尸体横陈在地上，没有被埋葬），或者由于啄食尸肉而死亡。关于这一点，下面的事实可以证明：这类鸟实际上已经绝迹了。在尸体附近或其他地方，已经看不到这种鸟了。

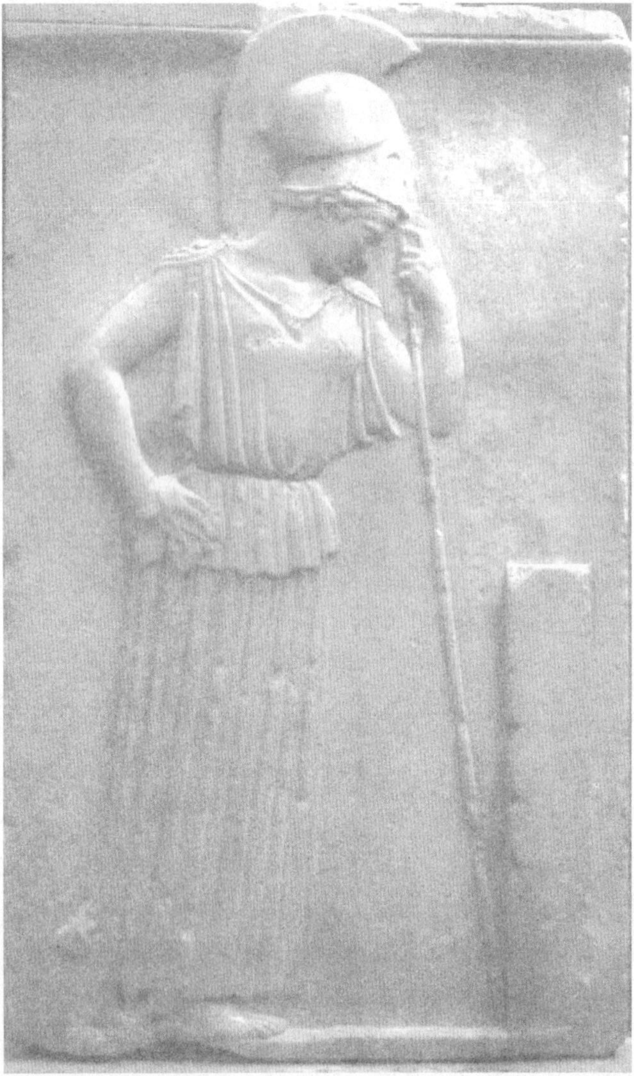

图 6 《哀伤的雅典娜》,公元前 5 世纪雅典卫城浮雕

这场瘟疫药石罔效，无论身体强壮还是体弱，"所有病人都平等地死亡"。最恐怖的是，"当人们知道自己身染这种疾病时，便陷于绝望，马上就会丧失一切抵御疾病的力量，使自己成为瘟疫的牺牲品"。而且"如果他们冒险去照看病人，其结果也是染疫身亡"，这使得人们因为害怕被传染，不敢相互靠近，"病人便因无人照料而死亡。事实上，由于无人照料，许多人全家都绝户了"。另外，"使雅典人的灾难更加恶化的一个因素是他们把乡村居民迁移到城市里，新来者对此的感受尤为深刻"。

雅典的大街小巷中，"大量人口无法遏制地死去。尸体层层叠叠堆积在一起，垂死的人在街道上四处打滚，并且因为都严重口渴群集于泉水的周围"，甚至在神殿中"也充斥着那些死者的尸体"。目睹乃至经历着这种惨况的人们，自然会丧失平常心。

因为这场灾祸具有摧枯拉朽之力，致使人们不知道今后会怎么样，对世间万事麻木不仁，管它是神圣之事还是世俗之事。所有此前沿用的丧葬仪式，统统被抛弃。他们拼命埋葬死者。许多人缺乏埋葬时所必需的随葬品，由于朋友已经死得很多了，就用最伤风败俗的方式来埋葬。有时候，他们来到别人已经做好的火化柴堆旁，把自己家死者的遗体抛到素不相识的人的柴堆上，然后点起火来；有时候，他们发现另一个火化柴堆正在燃烧，他们把自己抬来的尸体放在别人的尸体上，扭头就跑开了。

过去人潮汹涌、赞颂诸神的神殿前庭化作了凄惨的坟场。雅典卫城有一块著名的浮雕"哀伤的雅典娜"，雕塑中的女神带着一脸沉痛,像是在哀悼战场上死去的士兵,又似在为因瘟疫而陷入绝望深渊的雅典市民感到悲伤。

四分之一

内有瘟疫,外有战争,内忧外患"重重地压在雅典人的身上"。瘟疫不仅在城内,也传染到了军中,"在雅典军队中和雅典城内,都不断地有人罹疫身亡",甚至让伯罗奔尼撒人"害怕瘟疫的传染而匆匆撤离",因为"他们从来自雅典城的逃难者口中得知有关情况,并且也看到雅典人在不断地埋葬死者"。

瘟疫在雅典肆虐了 2 年。那么,有多少人死于这场瘟疫呢?修昔底德没有给出明确的数字,但留下了一段重要的线索供我们推测死亡率。这一年,攻打波提狄亚的雅典军队也遭到了同一场瘟疫的袭击,"结果,哈格浓率领其舰队回到雅典,他原有重装步兵 4000 名,在约 40 天内,罹疫身亡的就达 1050 人"。从这一句话可推测,雅典大瘟疫的死亡率约为 1/4。

3 年后,即公元前 427 年的冬天,雅典再度暴发瘟疫。修昔底德记载(第三卷第 87 段):"没有什么其他的灾祸比瘟疫给雅典人带来了更大的损失,或削减了雅典人更多的战斗力量。在册的公民兵中,因瘟疫而死亡的不下 4400 名重装步兵和 300 名骑兵,至于其他民众的死亡人数是从来没有人能够确知的。"但联系第二卷第 13 段的记载,派往前线的重装步兵为 13 000 人,可知死亡率达为 1/3 以上;又前线骑兵 1000 人,算出的死亡率近 1/3。

战争开始之际,雅典城的人口含家庭在内约为 10 万人。假设死亡率为 1/4，那死于这场瘟疫的人就有 2.5 万人。此外，当时的雅典还有约 3 万名外邦人、10 万名奴隶，他们死于瘟疫的人数肯定比雅典自由民更多。从而两场瘟疫下来，死亡率即使不到 1/4，死亡人数也肯定有 10 万人了。

瘟疫的政治影响

希波战争之后，雅典以其政治和经济地位当上了提洛同盟的盟主，君临地中海世界。在精神层面，雅典城邦又被誉为是希腊文化的师表。然而疫情一来，雅典便急转直下，从繁荣与荣光的顶峰掉到了荒芜与绝望的谷底。过去敬神尊法、笃行人性美德的雅典人在这场异常的灾祸面前抛弃了一切，神灵信仰被弃之如敝屣，没有人再相信法律、道德，颓废反而成为主流。修昔底德锐利的目光自然捕捉到了这一现实：

> 不仅如此，瘟疫还导致了雅典其他违法乱纪的情况开始增多。现在，他们明目张胆地冒险做一些事，这些行为在此前是不敢公开的，而且恰恰是他们不愿意做的。因为人们看到，幸运转变得如此迅速，有些富人突然死亡，那些此前一无所有的人却继承了他们的财产。因此，他们决定迅速花掉他们的金钱，以追求享乐。他们觉得自己的生命和财富都如同过眼烟云……对诸神的敬畏和人为的法律都不能约束他们了。就前一点而言，他们断定敬神和不敬神是一样的，因为他们看到所有的人毫无区别地死去；就后一点而言，没有人能够预料他能否活到因违法而被推上被告席的时候，而他们

每个人都觉得已经被宣布了更为严厉的判决，这项判决正悬在人们的头顶上，他们想在这个判决执行之前，再享受一点人生的乐趣，这也是合乎情理的。

就在疫情暴发的半年前，政治家伯利克里在为阵亡士兵的国葬上自夸雅典多么好："我们的城邦是全希腊的学校。我认为世界上没有人像雅典人这样，在个人生活的许多方面如此独立自主、温文尔雅又多才多艺。这些，并不是在这样的场合下的一种兀自吹嘘，而是确凿的事实，我们城邦的势力，就是靠这些品质获得的。"然而，这些"独立自主""温文尔雅""多才多艺"，都到哪里去了？疫情践踏了一切，"对诸神的敬畏和人造的法律"早已无法约束雅典人了。

瘟疫前的雅典，正如伯利克里所说："我们安排了种种娱乐活动，以使人们从辛苦劳作中得到精神的恢复。在整个一年之中，我们举行各种常规的竞赛和祭祀活动；在我们的家庭中，有华丽而风雅的设施，每天怡娱心目，祛除心中的烦闷。我们的城邦如此伟大，全世界的各种产品都流向我们这里。因此，对雅典人而言，享用其他外地的产品，就如同享受本地出产的美好果实一样。"然而，瘟疫这个无形的敌人，在刹那间就把"美好的果实"摧毁，希腊成了"尸体横陈"的城市，把"全世界各种物产都流向这里"的大城邦化为一座"违法乱纪"的罪恶之城。

伯利克里的愤怒

雅典的土地"已经两次遭到蹂躏，战争和瘟疫同时给雅典人带来沉重的压力"。雅典人"开始谴责伯利克里,说他是战争的发动者,说他是造成他们的所有不幸的根源"。另外,由于与斯巴达议和不成,雅典人"大失所望,就都把怒气发泄在伯利克里身上"。伯利克里眼见雅典人开始动摇,做出如此愚蠢的举动,于是便召集公民大会,想尽最后的努力劝说他们团结起来重建家园。这场名留青史的演讲,归根究底是由瘟疫而产生的。

伯利克里说:"一个人的个人生活无论是怎样的富足,但如果他的城邦遭到毁灭的话,他也必定随之遭到灭顶之灾。然而,一个蒸蒸日上的邦国总是在为不幸的个人提供摆脱困境的机会。"在这个大义名分之下,他进一步指出:"保卫城邦无疑是每个人的责任。"然而雅典民众却"不分青红皂白,因为家园遭到劫难,而对城邦的公共安全不管不问"。伯利克里口中的"家园遭到劫难"显然是指瘟疫。伯利克里也的确认为造成士气沮丧、人心不安的最大原因就是瘟疫,并勉励他们"每个人应当努力抑制个人的悲伤,致力于维护我们城邦的安全"。

伯利克里呼吁雅典人要保住雅典城邦的"霸主地位",要记住"我们统治下的希腊人比其他任何一个希腊城邦都要多,我们独力支撑与他们诸邦联军或个别城邦的最重大的战役"。他又三次提到了瘟疫。在强大的瘟疫之下,在面对敌人时也毫不畏惧的伯利克里也不得不含泪承认这是"始料不及"的,"我们被迫屈服的时候到了"。

最后,伯利克里请求停止遣使前往斯巴达,不能够"表明你们在目前的灾祸面前低头了。因为只有那些在心态上最冷静对待灾难的人们,只有那些在行动上最快速解除灾难的人们,才是最杰出的人、最伟大的公民集体"。

雅典民众或许是被他一番慷慨激昂的陈词说动了,再次选举他当将军,授权他处理一切事务。可惜,好不容易才提升上来的雅典士气仅仅维持了1年,伯利克里便去世了。据普鲁塔克的《希腊罗马名人传》记载,伯利克里是染上了瘟疫,身衰力竭而死的。而在他去世之前,两个儿子已经先走一步了。

在修昔底德笔下,失去了伯利克里的雅典在内政和军事上失误连连,甚至做出了远征西西里岛这一离谱决策——这是导致雅典输掉战争的致命性败因。如果伯利克里在世,肯定不会一而再,再而三地犯下如此错误。修昔底德也感叹,要是雅典民众能够有效地执行伯利克里那极富先见之明的政策,或许最终的胜利果实将会落到雅典这边。而如果雅典能够保持住霸主地位,那么必定会改写欧洲的古代史。

历史学家们普遍认为,左右伯罗奔尼撒战争胜负的原因有两个,一是雅典大瘟疫,二是公元前415年的西西里岛远征。可是我们再细想一下,会发现夺去伯利克里生命,乃至使雅典蒙受重创的原因,归根结底都是瘟疫。即使物理层面上的人口损失、社会动荡等直接损害恢复了,这场瘟疫给雅典造成的政治、社会、道德层面的损害依然持续着。考虑到这一点,或许这场持续了整整27年的战争,在开战第二年随着瘟疫的暴发,大局就早已注定。

话虽如此,但希腊谚语也说:"密涅瓦的猫头鹰在黄昏起飞。"当雅典陷入衰退之后,反而涌现出苏格拉底、柏拉图、亚里士多德这些伟大的智者。雅典的斜阳,照亮了思想和学问。

伯罗奔尼撒战争的真正主角

我们把目光投回到修昔底德身上。他撰写《伯罗奔尼撒战争史》的目的是记录战争经过，那为什么要花这么多笔墨去记载瘟疫呢？从他的行文来看，或许原因有二。

首先，"在人们的记忆中从来没有哪个地方的瘟疫像雅典的瘟疫这样严重，或者导致这么多人殒命"，即第一个原因就是这场瘟疫破坏性极大。修昔底德用"从来没有"形容这场瘟疫，意味着这是一场"全新的"瘟疫。对于新发生的事态，作为一名历史学家自然不会置之不理。正因为这是一个侵入处女地的传染病，才能够如此肆虐。其次，"瘟疫还导致雅典其他违法乱纪的情况开始增多"，即第二个原因就是雅典的政治、经济和社会在战争因素之外，还遭受瘟疫的重大打击——直接影响是夺去了雅典1/4人口的生命，间接影响是使得雅典城邦整体颓废。基于这两点，修昔底德认为疫情要比战争中的各种策略、政治斗争、外交事件更重要，所以在《伯罗奔尼撒战争史》中倾注笔力，栩栩如生地描述了整场瘟疫。

俄狄浦斯杀父娶母之后，他所统治的"卡德摩斯的家园"（底比斯城）遭到了瘟疫侵袭。人类社会失序，自然环境理所当然地也跟着失序。这就是希腊人所认为的人与自然环环相扣的命运论思想。赫西俄德就说过："人行正道，大地就会丰穰，树木就会结果，羊毛也会更厚重。"但与其说是因为雅典人没有行正道所以招来了瘟疫，我们现代人更倾向于认为是自然的秩序扰乱了人类的秩序。可是无论如何，雅典大瘟疫不仅是俄狄浦斯的悲剧，也是希腊的悲剧开场。而且这场瘟疫才是历史舞台幕后的真正主角，至少在同时代人修昔底德眼中是如此。

在希腊历史上，从古典时代到20世纪，说到对人类历史产生的影响，恐怕没有任何其他因素能像疾病（战争的副产品）那样被人完整记录、持续议论了。历史上几乎所有的著名战争，都是瘟疫扮演主角。

在雅典大瘟疫令希腊走下坡路之后，鼠疫和天花又为罗马的衰退推波助澜，坏血病和赤痢击溃了数支十字军。在近代欧洲战场上，如三十年战争、七年战争，斑疹伤寒常常扮演武生的角色。以1812年拿破仑远征沙俄为例，斑疹伤寒与赤痢一起夺走了法军2/3的生命，被誉为史上最杰出将领的拿破仑，面对"传染病"这样的强敌也是束手无策。疾病是拿破仑戎马生涯陷入低谷的一大诱因。又比如，在克里米亚战争（因南丁格尔的功绩而著名）和第一次世界大战中，斑疹伤寒是绝对的主角；在俄国革命期间，斑疹伤寒配合霍乱、疟疾、赤痢，导致3000万人患病，300万人死亡。

天花帮助欧洲人征服了新大陆，而疟疾虽然早在古希腊、罗马战场上登场，但在美国南北战争、第一次世界大战、第二次世界大战中依然拥有左右战况的实力。此外，人们依然对第二次世界大战中流感的破坏力记忆犹新。

细读《伯罗奔尼撒战争史》，我们可以发现死于瘟疫的人数远比直接死于战争的人数要多，而这一事实是决定战争趋势的重要因素。当然，瘟疫并非决定战争胜负的唯一因素。只不过，无论是何等杰出的将领、政治家所做的决策方略，或是多么实力悬殊的武器和兵力，有时对战争和战役胜负的影响，乃至对国家民族命运的影响，可能都没有鼠疫、斑疹伤寒、赤痢、疟疾、天花、霍乱等幕后主角更加深刻。

第 2 章
洁白之手：麻风病

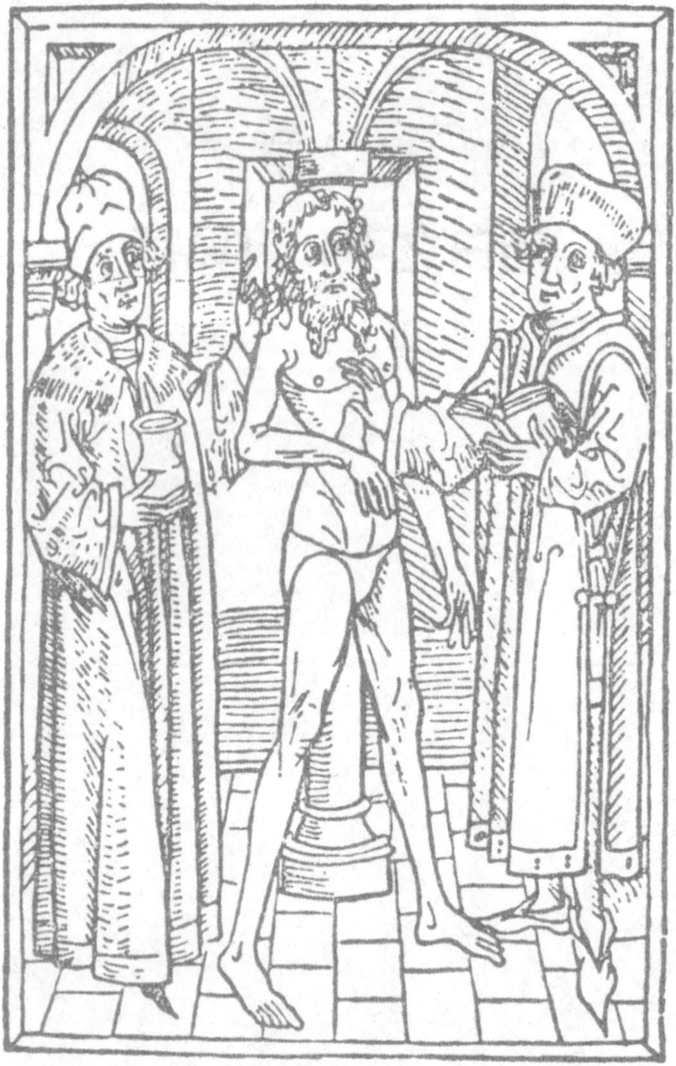

图 7 《诊断麻风病》，15 世纪木版画

可怜的海因里希

接下来，我们讲一个纯情的中世纪故事——德国诗人哈尔特曼（1165—1215 年）的杰作《可怜的海因里希》（约 1195 年）。故事梗概大致如下。

骑士海因里希是"所有少年的偶像""典型的人生赢家""备受世人夸誉"，他"尽享荣华，性格开朗，享受着世上一切欢愉"。可没料到这些"当世至高的幸福"却"因为上帝的旨意而从他那无瑕的身上剥离了，他被打进了屈辱的苦境——患上了麻风病。看到他被上天施以如此沉重的刑罚，男女老少都不由得露出了厌恶的神情。曾被奉为上宾的人，现在只是一只落魄的老鼠"。

"就这样，现在人人都讨厌可怜的海因里希，或许患上这个病的所有人都会被讨厌吧"。在被蒙彼利埃的医生宣告无药可治之后，海因里希跑到了萨勒诺求医。他遇到了一位当世神医，对他说"只有完全纯洁，而且自愿为您献出生命的处女"心脏的血，"才能治这个病"。听到这里，海因里希终于死心了，他散尽家财，逃遁避世，寄宿在领地内一户忠诚的普通人家中。

偏偏这户人家的女儿人美心善，在人人都躲着海因里希的情况下，她却不认为"主公的身体是污秽的"，寸步不离海因里希身边，真心真意地服侍着他。3 年过后，一天，这户人家问海因里希这个病还能不能治，海因里希长叹一声，说出了用处女心脏治病的事。少女听到后，向父母表明要献出自己的生命。父母一开始全力阻止，可是拗不过女儿心意已决，一家三口只好向海因里希说明情况。海因里希吓了一跳，可最终还是顺了他们的意，带着少女来到了萨勒诺。

萨勒诺的神医也吃惊不已，但确定了少女的心意之后，他脱

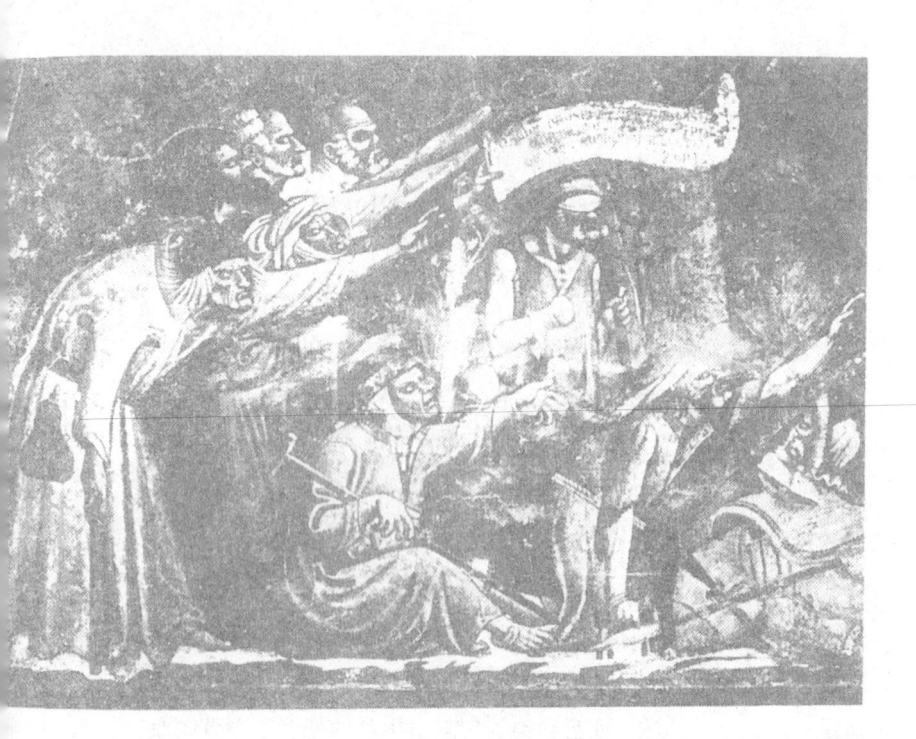

图 8　麻风病病人
比萨圣墓园壁画《死亡的胜利》局部，12 世纪

下了少女的衣服，给她做了活体摘心手术。海因里希不忍如此美丽的少女因自己而死，让医生将少女的心脏缝回去救活，不顾少女求死的意愿，把她带回了国。在回国途中，少女和骑士的真情感动了基督，基督发愿"抹消掉二人的苦楚，让骑士立刻恢复那纯洁而又健康的体魄"。回国后，二人受到了热烈的欢迎，海因里希取回了 20 年前的地位，正式迎娶少女为妻。"在人间度过了漫长的幸福一生之后，他们又升上了永恒的天堂"。

这个田园牧歌式的浪漫故事在后世时不时被改编为歌剧，而当中一个很重要的元素就是麻风病。无论是处女心脏还是基督神迹，我们都可以看成是当时的思想反映，但人们为什么对患上麻风病的海因里希如此忌惮呢？事实上，中世纪的人们真的像《可怜的海因里希》所写的那样，极度歧视麻风病病人。麻风病病人在他们眼中不只是个病人，更像是个死人。活着的麻风病病人会被全社会排挤，只能孤独地等死。这与其说是一个医学问题，倒更像是个社会问题。

在进入《可怜的海因里希》这类故事频出的年代，讨论麻风病这个颇具社会史色彩的话题之前，我们可以先从疾病历史这个角度，梳理一下中世纪社会歧视麻风病病人的时代背景。

罗马帝国的瘟疫

基督教会在中世纪的欧洲统治了圣俗两界。基督教会的地位在罗马帝国时期打下基础，所以下文中我们将要追溯回罗马。顺带一提，欧洲历史上有一个词叫"罗马和平"，意为帝国境内的和平是靠力量镇压的表面和平，而背地里却风起云涌。接连不断的战祸、饥荒、瘟疫，让这个世界帝国摇摇欲坠。

在皇帝尼禄统治时期，罗马帝国境内暴发了一场大瘟疫，让历史学家塔西佗用"令人咋舌"来形容。瘟疫之后，维苏威火山喷发，一夜之间掩埋了整座庞贝城，同时也带来了新的瘟疫。但罗马帝国暴发的第一场疫情要更早，那是165年的"安东尼瘟疫"。这场瘟疫起源于东方，随罗马的叙利亚远征军凯旋回国之际传播到帝国境内，疫区覆盖了从波斯湾至莱茵河的大片地区，白骨盈于野，千里无鸡鸣。面临如此的混乱和荒废，纵横天下的罗马军队也不得不偃旗息鼓。翌年,即166年,"皇帝哲学家"马可·奥勒留的御医——盖伦在疫情正酣之时,不知为何离开了罗马。根据记录,瘟疫的病征包括咽喉炎、发热、腹泻、发疹或脓疱。赫泽尔推测是天花,这个发疹性热病持续了15年,到了180年才沉寂下去。这一年,马可·奥勒留在出兵攻打日耳曼人途中染上了瘟疫驾崩。189年,瘟疫再次来袭,卡西乌斯·迪奥记载"罗马城内一天就死了2000人"。

下一场疫情发生在250年前后,彼时因为外族入侵,罗马战乱频仍。因为这场瘟疫的记载是基督教会的西普里安留下的,所以后世称之为"西普里安瘟疫"。251年,埃塞俄比亚首先暴发,经埃及传到了欧洲。在十几年间,瘟疫从埃及席卷到了苏格兰,所到之处惨不忍睹。瘟疫的传染性和致死率本来就极高,再加上边境地区多有军事冲突,更加快了疫情的传播。据西普里安记载,病人眼部充血、咽喉发炎、腹泻呕吐、脚生坏疽、下肢麻痹,甚至有人失明。赫泽尔推测应该是腺鼠疫,但腺鼠疫的一个显著病征是淋巴结肿大,西普里安并未提到这点。要判断这次疫情属于什么病很困难,或许就像雅典大瘟疫那样,是几种疾病的并发症也说不定。但不管病名叫什么,这场瘟疫给罗马的政治、社会所造成的打击是实实在在的。在这里我不想谈什么罗马帝国的衰落抑或古典世界的没落之类的宏大叙事,但我觉得至少在历史学家们口中的"三世纪的危机"这个困难的时代,一而再,再而三地袭击罗马的瘟疫,必然是导致罗马走向灭亡的原因之一。

罗马帝国覆亡后,基督教给了人们心理慰藉,并在此基础上建立起自身的王国。相对于佛教最初是贵族宗教,基督教最初反而是奴隶的宗教。它笼络了罗马帝国境内的各个弱者、穷人、受欺凌者,

图 9　耶稣触摸麻风病病人为其治病
（《埃希特纳赫福音书》）

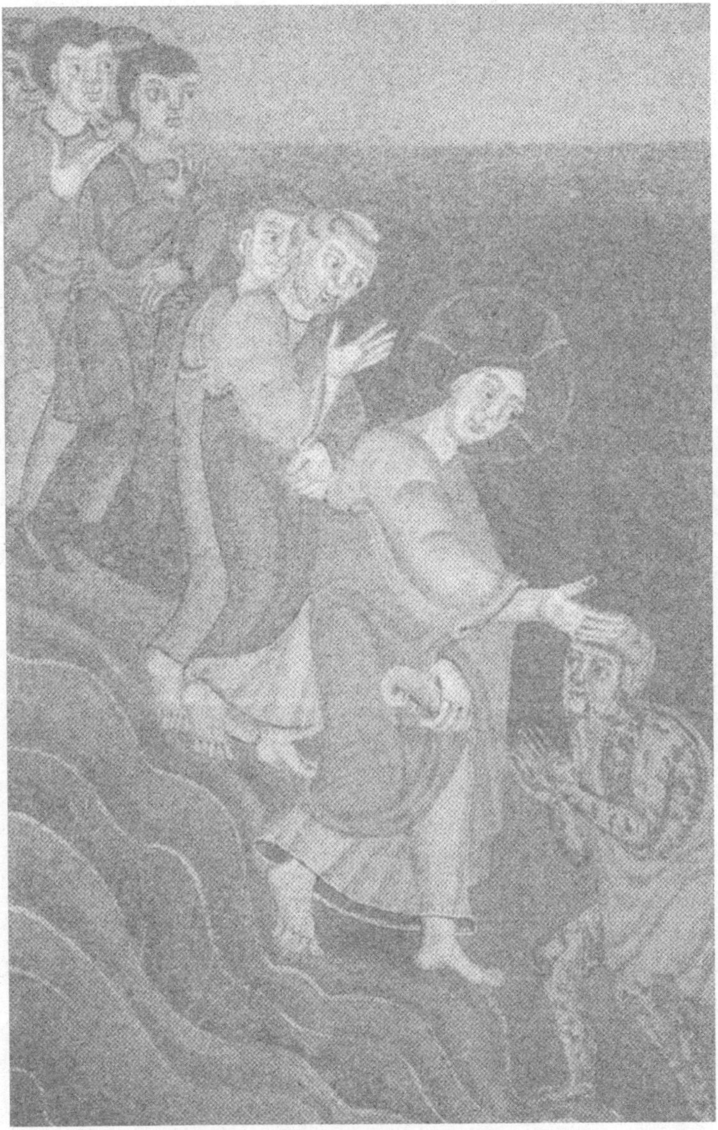

当然还有病人群体的心。在早期传教阶段，每当发生饥荒、天灾、瘟疫等灾难，都有很多人皈依基督教，然后口口相传某使徒、某圣人治愈了病人等奇迹。地震、火山喷发，还有瘟疫对基督教来说，反倒是个天赐良机。

随着罗马帝国的灭亡，外族陆续建立起了封建国家，基督教成了国与国之间共同信仰的宗教，在物质和精神层面都占据了统治地位，摇身一变成了舒缓统治阶层现实不安情绪的宗教，不复昔日那副穷酸模样。只要作为物质后盾的国王、领主们还在追求现实利益，那上帝就肯定不会一视同仁，只会视穷人为穷人、病人为病人。这些人不是应该被救赎的人，而是应该受惩罚的罪人。于是，在中世纪的欧洲，教会不惜弄脏双手，亲自把瘟疫（尤其是麻风病）病人从人类社会中逐出或隔离。在详细讲述这些事之前，我们需要先了解中世纪初的一场大瘟疫。

查士丁尼瘟疫

瘟疫发生在东罗马帝国皇帝查士丁尼为复兴帝国而最后一搏之际。在皇后狄奥多拉的怂恿下，查士丁尼鲁莽地与外族开战，虽然短时间内让地中海再次成为"罗马湖"，但国库早已空虚，政治、经济、社会都面临危机。在东罗马垂死挣扎之际，一场大瘟疫袭来，让整个罗马帝国陷入了长达60年的混乱时期。

这场瘟疫被称为"查士丁尼瘟疫"（plague of Justinian），是黑死病之前的一场鼠疫疫情，也是历史上第一场有确凿证据的鼠疫。这场鼠疫发源于540年前后的埃及培琉喜阿姆。这座城市位于尼罗河口东侧和苏伊士运河的交汇处，是当时阿拉伯商人的重要补给点，也是当时的政治文化中心拜占庭（君士坦丁堡）通往非洲路线的中间点。鼠疫沿着这条路线飞速蔓延，先袭击了拜占庭，然后入侵欧洲内陆。

多部文献记录了这场鼠疫，当中尤以普洛科皮乌斯的《战争史》(5—6世纪）最为著名。就像修昔底德在《伯罗奔尼撒战争史》中记录了雅典大瘟疫的情况，普洛科皮乌斯也把他目睹的惨状详细记录下来。在他的笔下，这场鼠疫"所涉及的是整个世界并加害于所有人的生命——尽管程度上相互间有极大的不同——而不问性别与年龄。还有如人们所住的地方有很大的不同，在日常生活的法则方面，或在天然习性方面，或在主动的追求方面，或在其他任何方面，人与人都有所不同，唯独在这一疾病上人们却没有任何区别"[1]。而让我们能判定这场瘟疫是腺鼠疫的证据，是他对症状的描写：

> 他们是以如下的方式染上了病的。他们突然感到发热，有些人是在刚睡醒的时候，另一些人是在走动的时候，还有些人则是在干别的事的时候而不管他们正在干什么。身体的颜色同先前的颜色相比没有任何变化，热度也不是像通常发热时会达到的那样高，实际上也没有任何发炎的现象，而热度从一开始到傍晚也不算高，所以无论病人自己还是给他们看病的医生都不会认为有什么危险。因此，得了这病的人谁也不会认为这病是致命的，这一点是很自然的。但是有些人在当天，有些人在第二天，还有些人是在不多天之后，在腹股沟处长出肿块，这肿块不仅长在身体的被称为"布邦"的

---

[1] 译者注：摘自王以铸、崔妙因译，《战争史》，商务印书馆，2011年。在此译本中，"培琉喜阿姆"译作"佩路西乌姆"。

特定部分——也就是肚子下面的部分——而且也长在腋下，而在某些情况下也长在耳朵旁和大腿的不同部位……有些人发生深度昏迷，另一些人则陷入强烈的精神错乱……在某些情况下死亡是立刻到来的，而在另一些情况下则是在许多天之后；有些人身上长出黑色的、大概有小扁豆那样大的脓疱，这些人也活不过甚至一天，但所有的人都是立刻死掉的。还有许多人随后是在没有明显原因的情况下吐血并立即导致死亡……有些人的肿块发展到很大并且出了脓，结果他们却从疾病的魔爪下活了过来，因为很明显，痈的急剧恶化的状态在这方面的发展中得到了缓解，这一般表明是恢复健康的迹象；但是如果肿块和先前一样的话，那随后便会出现我上面所描述的麻烦了。有些人发生大腿萎缩的情况，这时虽然肿块还在，但是它却根本不化脓。有些活过来的人舌头出了毛病，他们后来变得或是说话咬舌子或是说话不连贯，说话吃力。

这场病在拜占庭"流行了 4 个月，闹得最凶的时期有 3 个月"。随着状况恶化，"死者的人数每天达到 5000 人，有时甚至达到 1 万人以上"。遭受如此打击的拜占庭人陷入窘境：

在一开始，每个人都参与自家死者的埋葬，他们把死者偷偷地或者强行抛进甚至别人的坟墓，但是后来到处都是一片混乱无序的。因为奴隶变得没有了主人，而先前事业十分兴旺的人们失去了为他们服役的佣人，这些佣人不是病倒就是亡故，并且许多家庭已经死光了。为此之故，城市的一些知名人士竟因为到处没有人烟而在死后多日无人掩埋……当先前已有的全部坟墓都埋满了尸体的时候,他们便在城市周边各处一个接着一个地挖坑以掩埋死者,力求每一个人都得到埋葬,然后再离去;但是后来挖这些沟的人再也赶不上死者的人数,于是他们便登上叙卡伊[1]的工事的塔楼,掀掉那里的屋顶,然后把尸体乱七八糟地抛进去;他们便随着尸体掉到塔楼里的任何地方而一层层地把他们堆起来,实际上把所有的塔楼都用尸体填满,然后再把屋顶封上。结果全城都弥漫着一种恶臭,给居民造成更大的痛苦,特别是每当有新的风从那边吹过来的时候。当时下葬所应遵守的全部习惯仪节都顾不得了。死者送出时已不再有通常那样的送葬行列,人们也不再为死者唱通常的挽歌,而只是把死者扛在肩上送到城市滨海的部分再把他们放下来就行了;尸体是堆放在那里的小船上,然后随便他们被冲到哪里去。

鼠疫肆虐的拜占庭按下了暂停键,结果导致了大饥荒,无数居民饿死。

这场源于地中海东边的鼠疫在如此惨状下依然不满足,继续向着欧洲内陆高歌猛进,一路杀到了爱尔兰,到6世纪末才终于结束。那么,以542年为中心的这场鼠疫灾害,给当时的社会造成了怎样的影响呢?亨琛认为,东罗马帝国半数居民都死于这场鼠疫,大量村庄、市镇归于荒芜,饥饿、恐慌接连不断,加速了帝国的灭亡。

就这样,历史舞台从明媚的地中海转移到了中世纪编年史所谓"黑暗时代"的欧洲。

---

1 译者注:据王译本,即今天土耳其伊斯坦布尔加拉塔(Galata)地区。

厚重的阴霾：麻风病

夹在查士丁尼瘟疫（542年）和黑死病（1348年）两场大型鼠疫之间的这段时期，后世称为"中世纪"。中世纪的欧洲被社会和精神两重枷锁所困，社会枷锁是封建制度，而精神枷锁则是基督教。当时的欧洲人无论是肉体还是心灵都被牢牢禁锢着，在暗无天日的压抑中度日。

他们的生活环境非常恶劣，乡村自不必说，就连高墙之内的城市街道上都随处可见猪牛等家畜。在这种不卫生的条件下，就这样过着衣服刚够御寒，食物勉强温饱的生活。修女们从来不洗手，中世纪浪漫文学的素材——骑士和淑女们也从不洗澡，而这竟然是一件值得夸耀的事。人们开始重视城市的供水、下水、清扫、食品加工等公共卫生问题，要等到14世纪之后。在黑死病暴发之前，欧洲人的日常生活模式和环境是我们今天无法想象的脏。除此之外，还有频发的战争和天灾。在这样的背景下，欧洲的村镇不暴发疫情才是奇怪的。中世纪欧洲人经历的病种丰富多彩，有天花、腺鼠疫、麻疹、结核、白喉、疥癣、丹毒、炭疽病、沙眼、流感、麦角热、盗汗、舞蹈病……但在他们眼中，麻风病的恐怖远远凌驾于一切疾病。无论是14世纪的黑死病还是16世纪的梅毒，都比不上麻风病给人们留下的心理阴影。

麻风病（leprosy，拉丁文 *lepra*）是一种由麻风分枝杆菌（*Mycobacterium leprae*）引起的慢性传染病。1871年，挪威人汉森发现了这种细菌。麻风病在日本历史上称为癞病，潜伏期可长达几年甚至20多年，其传染路径很难追踪，而且由于多为家族内传染，在很长一段时间内被误认为遗传病。麻风分枝杆菌属于

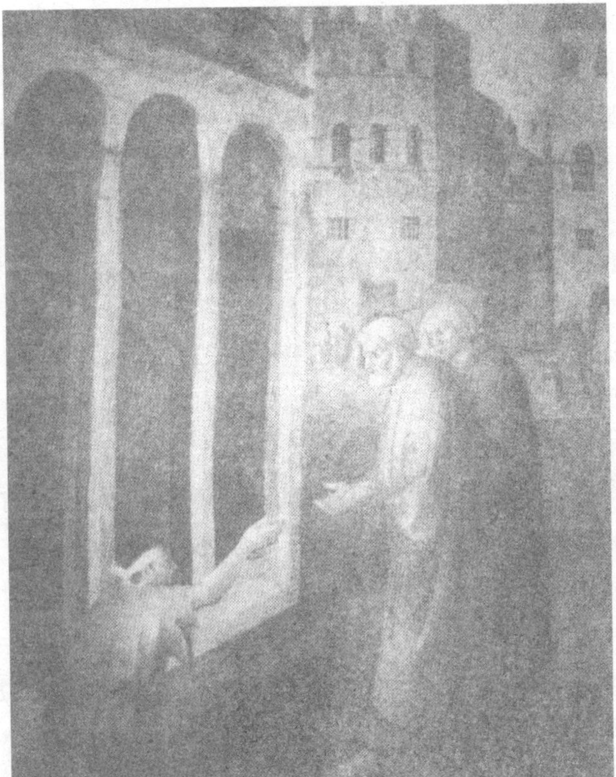

图 10　圣彼得治疗麻风病病人，马萨乔绘，15 世纪壁画

耐酸杆菌，与结核菌十分相似。在麻风病灶里能够观察到无数麻风分枝杆菌，最近实验室培养和动物移植实验也取得了成功。麻风病的传染性非常弱，主要感染儿童，成人很少感染，多为家庭成员的接触传染。

麻风分枝杆菌一般寄生于末梢神经和皮肤内，引起病变。病人皮肤会泛起特有的白斑，日语称为"斑纹癞"，身体各处出现神经麻痹、结节肿胀。这一系列症状并发后，病变处的皮肤将会破损、溃疡，危及鼻部、咽喉、眼睛，甚至内脏和骨骼。过去人们认为大风子油是唯一的治疗药物，但效果甚微，算不上特效药。今天我们有了砜类药物等高效的化学疗法，也有物理疗法、外科手术等方法，即使是重症病人也能完全治愈。麻风病病人在发达国家已经很少见了，但在发展中国家，如非洲、东南亚、中国华南地区、印度、拉丁美洲等地依然有许多，全世界的麻风病病人应该有几百万以上。

早在公元前2400年前后的古埃及莎草纸文献上已经有了麻风病的记载；以色列人把麻风病带出埃及，在公元前6世纪为波斯人所知；印度医生苏胥如塔、阇罗迦的著作，公元前6世纪的中国文献《论语》中有提及；1—2世纪的古希腊、罗马医生的手稿里也有相关记载。麻风病本来是一种热带病，在中世纪初期传到西欧，或许是在十字军东征时期因人口大量迁移导致军队内流行，然后由归国军队带回欧洲。麻风病开始在贫民阶层中暴发，至13世纪达到顶峰，之后又迅速销声匿迹。

麻风病给病人所带来的生活苦难是前所未有的。由于是慢性病，病人要遭受经年累月的痛苦折磨才能解脱。麻风病传染性不强，比结核病弱多了，可是社会上为什么对麻风病反应如此激烈呢？一个原因是肉眼可见的症状。麻风病病人的身体会被逐渐侵蚀，重症病人完全毁容。结核病人的身体瘦削，能引起人们的同情，但皮肤病人只会引起人们的恶心不适。皮肤病，即使是最寻常的痤疮，也有可能妨碍到日常的社会生活。麻风病的症状如此明显，再加上当时恶劣的卫生条件，一时之间便被视为绝症。

中世纪的欧洲是一个封闭、停滞的社会。人们的活动处处受限，被迫困在狭小的空间，过着阴暗潮湿的单调生活。所有事物如同一滩沉甸甸的污泥，无法动弹。在这种社会条件下，相较于症状剧烈的急性传染病，麻风病这种逐渐侵蚀的慢性传染病，更能激发人的恐惧心理。正如罗森所说，麻风病是笼罩中世纪欧洲的一片"厚重的阴霾"。

不洁净！不洁净！

中世纪初期，麻风病开始蔓延之际，整个社会不分贵贱表现出了高度一致的强烈反应。由于当时没有合适的医疗手段，医生们对此束手无策，能对抗麻风病的唯一方法只剩下社会规制了。彼时，站在抗疫第一线的是教会。当教会站到统治阶级这一方时，上帝自然不会视麻风病病人是应拯救之人，反而会视之为社会异端，须加以制裁。况且教会本身就师出有名。因为《旧约圣经·利未记》第十三章记载了要如何对待麻风病病人的律法。这段记载说的是公元前 1300 年前后，摩西率领一众以色列人逃出埃及，彼时作为社会制裁被第一个施加的疾病就是麻风病[1]：

---

1 译者注：译文摘自《圣经》当代译本修订版。

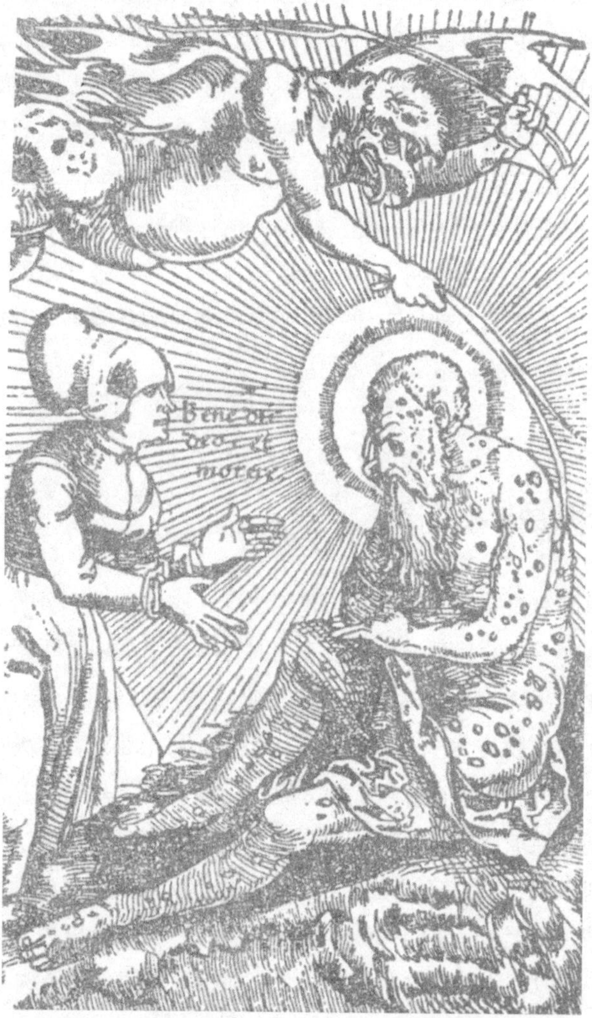

图 11　身患麻风病的约伯，16 世纪木版画

耶和华对摩西和亚伦说:"如果有人皮肤上长肿包、皮疹或白斑,出现麻风病症状,要将他带到祭司亚伦或亚伦做祭司的子孙那里。祭司要检查患处,如果患处凹陷,患处的毛发变白,就是麻风病,要宣布他是不洁净的……患麻风病的人必须撕裂衣服,披头散发,遮住脸的下半部,高喊'不洁净!不洁净!'只要病不痊愈,他就不洁净,要独自住在营外。"

《利未记》的第十三章、第十四章详细周到地记载了摩西戒律对麻风病的诊断标准、麻风病病人的禁止事项、祭祀规则等。历史上的摩西要维系、发展一个社会群体,除了要靠上帝恩泽的威势之外,或许也不得不对麻风病病人施加如此规制。但即使过了两千年,欧洲城市里的人们对麻风病的反应依然如旧,完全延续了摩西立下的规定。

757年的法兰克国王丕平、789年的卡尔大帝先后颁布诏令,剥夺麻风病病人的市民身份,强制他们搬到市外的特定场所隔离,由宗教慈善团体负责他们的食宿。

罹患麻风病者必须向政府申报,接受病情评估。评估由多个不同科的医生共同完成,某些国家如意大利还会有律师参与评估。医生和病人互相宣誓,最终结果具有法律效力,再加上一些穷人为了骗取免费食宿混入到麻风病病人群体里,故评估过程非常审慎。如果症状不明显的话,那么病人在接受一段时间隔离之后,再安排评估。这也是遵照《利未记》的记载。

待被确诊为麻风病病人后,病人将被剥夺市民权,搬到市外的麻风病院(leprosarium)。当他走出城门,人们会在野外为他唱响镇魂歌,这是人类社会对他的最后道别。此时,"神父就会如此

告诉他们":

> 你们犯下了罪孽,上帝才让你们受苦。感恩吧:你们来世所受的苦,就会少得多了。你们自己去忍受痛苦和死去吧。教会有为死者专用的祷词。[1]

就这样,麻风病病人们被迫妻离子散,在活着的时候就被逐出了尘世,他们"身体虚弱、面容憔悴、无比绝望,丧失了活下去的欲望,只好老实地遵循着这种忠告,让生命顺其自然"。

洁白之手

麻风病院(leprosarium),俗称"拉萨列托"(lazaretto),源于麻风病的别称"拉萨罗斯"(lazaros)。"拉萨罗斯"又来源于《新约圣经·路加福音》第十六章第19～31节中"乞丐拉撒路与财主"这个故事。据记载,拉撒路"身上长满了脓疮,被人放在财主家门口。他渴望吃到财主桌上掉下来的食物残渣,却只有狗来舔他的疮"。麻风病病人一直以来皆以乞食为生,所谓的"拉萨罗斯"即"乞丐们",于是"拉萨列托""拉萨屋"(lazar house)也就有了乞丐收容所的意思。

11世纪后,麻风病随十字军蔓延开来,欧洲各地开始兴建麻风病院。1179年,拉特兰公会议的议决公布之后,麻风病院已然遍地开花了。580年,法国沙朗市建起了第一所麻风病院,此

---

[1] 译者注:语出儒勒·米什莱《中世纪的女巫》第九章(欧阳瑾译,上海社会科学院出版社,2019年)。

后 1067 年西班牙和意大利威尼斯圣拉萨罗岛也建起了麻风病院。12 世纪，巴黎圣拉萨罗医院建成，专门收治麻风病病人。至于英国、德国和北欧诸国也建起了圣加仑医院，用作拉萨列托。

于是，中世界城墙外的麻风病院与城墙内的济贫院（hospitium）一同组成了欧洲医院运动的起源，拉萨列托也逐渐有了"防疫站"的意思。

十字军时期，有一些骑士团专门从事医疗活动。11 世纪创建于巴勒斯坦的圣拉萨路骑士团[1]就是专门帮助麻风病病人的骑士团，允许麻风病病人入团，在 1253 年甚至出了一位麻风病病人团长。耶路撒冷失守之后，圣拉萨路骑士团去了欧洲，转型为天主教医疗事业团体。

麻风病院的居民能够在指定的时间进城乞讨，也并非所有的麻风病病人都被关到麻风病院里。农村通往城里的路上，有不少麻风病乞丐冒着被政府打击的危险沿街乞讨。政府也因此针对这些不在收容所内的麻风病病人制定了严苛的规章制度。

首先，麻风病病人须身穿显眼的服饰，以便他人一目了然地辨认。一般是黑色斗篷配高帽子和手套，斗篷的胸口部位缝着手形的白布。当别人接近时，病人须跺脚、吹哨子，或者敲梆子提醒。手杖只允许碰触商品，不能站在上风口说话，禁止进入小巷，禁止进入教堂，在有他人的情况下不得进入面包店等一切店铺。德国特里夫斯城（Treves）就针对麻风病病人颁布了这样一份政令：

> 不得进入教堂、市场、面粉店、面包店，不得参加任何集会。

---

[1] 译者注：Order of Saint Lazarus 在香港设有中华分部，官方汉字为"圣拉萨路骑士团"。

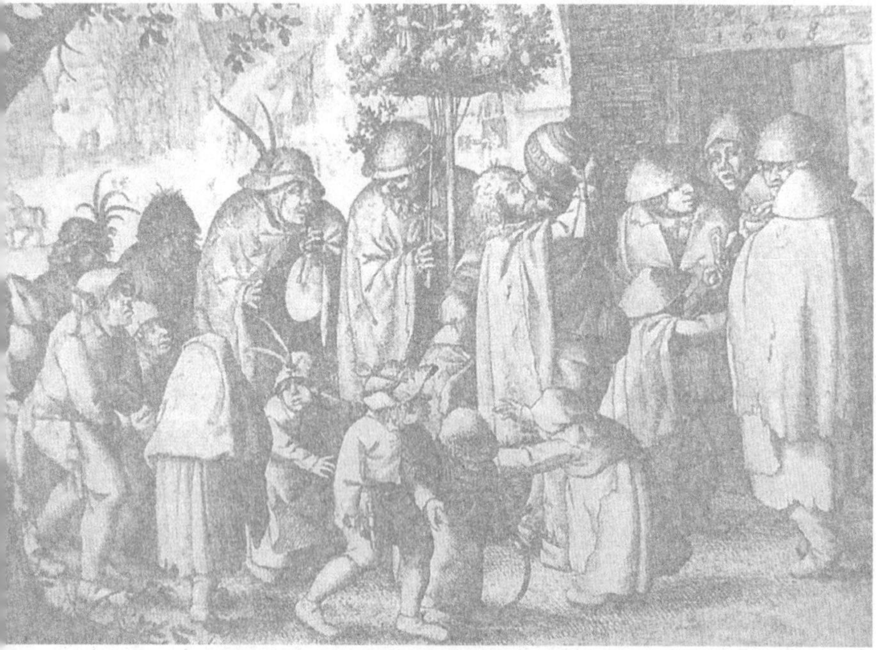

图12　流浪的麻风病病人，12世纪

  应以泉水清洗双手，饮水应以杯子或其他容器装水后饮用。
  无论去任何地方，均须穿着专门的斗篷以便辨认，不得赤脚在屋外行走。
  购物时只允许用手杖碰触商品。
  不得进入酒馆之类的商铺，买酒须自备容器。
  不得与任何女性发生性关系，包括自己的妻子。
  在路上被人搭话时，应走到偏离风吹的方向后才回答。
  过桥时，不戴手套不得触摸栏杆。
  不得碰触儿童和青少年，不得给予任何物品。

除同为病人外，不得与他人共餐。

麻风病死者不得葬于教堂内。

在如此背景下，被逐出人类社会的麻风病病人们端着空碗，沿途乞食，时不时发出一些奇怪的噪音。他们有时候一个人，有时候成群结队，面目可憎地在街上漫无目的地走着。

有点安慰的是，黑斗篷上缝着的那只白手，寓意着上帝之手永远陪伴着麻风病病人，即使他们与世隔绝。但从另一方面看来，这只洁白的手，似乎也意味着上帝根本无法为麻风病病人做任何事。

圣女与麻风病病人

麻风病最为猖獗的时候，不仅底层民众，就连"可怜的海因里希"那样身份地位的骑士和清纯美丽的少女，脸上都会被烙上可怕的花斑，直接堕入凄惨的乞丐群体中。一方面，由于统治者的政策和百姓的无知，麻风病病人一直以来都是遭嫌弃的对象；但另一方面，他们也是宗教展示自身慈悲心的对象。

麻风病是和宗教纠缠最深的疾病。摩西以上帝的名义，立下将麻风病病人驱逐出人类社会隔离起来的规矩，中世纪基督教会忠实地沿袭了摩西的做法，并以此作为歧视麻风病病人的法理依据。但另外，福音书中又有耶稣基督拯救麻风病病人的神迹记载。《马太福音》第八章第1~4节云耶稣下山的第一件事就是治疗麻风病病人。此外，《马太福音》第十一章、《路加福音》第五章和第十七章也有耶稣治疗麻风病病人的记载。上文

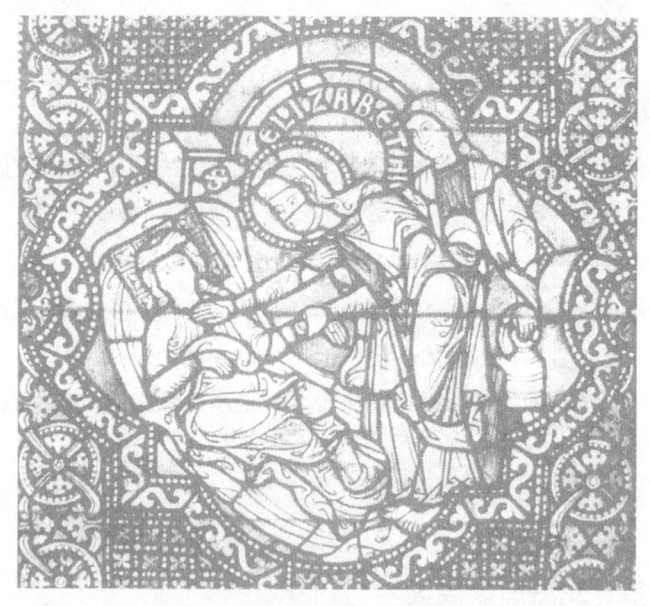

图 13　圣女伊丽莎白给人治疗
德国马尔堡伊丽莎白教堂彩绘玻璃

提到的乞丐拉撒路和从头到脚长满毒疮的约伯，逐渐被视为麻风病病人的守护圣人，得到信仰。在这类宗教信条之下，一部分修道院开始反对教会的麻风病政策，投身于麻风病病人救济活动中。阿西西人圣方济各所创办的方济各会有一个派别对此特别热衷，最为著名的当数"玫瑰的奇迹"——匈牙利圣女伊丽莎白（1207—1231年）。伊丽莎白经常出现在宗教绘画上，被誉为麻风病病人的守护神。

提到圣女和麻风病病人这种带神话色彩的话题，日本人第一个想起的应该是光明皇后（701—760年）的传说吧。光明皇后发愿要洗净100个病人的污垢，最后一个受洗的就是全身脓疮的麻风病病人。麻风病病人说自己的病要有人把脓吸出来才会好。皇后不避腥臭，真的帮他把脓吸干净了。吸完之后，麻风病病人全身发光，化作佛陀之貌升到天上。从本章开头的海因里希故事和光明皇后故事中，我们可以发现，无论东西方，一旦提到宗教的极致善举时，一定会出现麻风病病人。龟井胜一郎对此说道："在这种情境下，皇后是一定要上嘴的，而且对方必定是癞病病人，同时皇后也必须是美貌的。天平[1]第一的朱唇，碰上癞病病人的皮肤，这就是神话传说的妙处所在。"

话虽如此，但靠宗教行为就能压制麻风病情甚至治愈麻风病，基本上是不可能的。

13世纪十字军运动鼎盛时期，欧洲的麻风病情也迎来了顶峰，到14世纪前半叶进入减退期。这应该是长期的社会隔离措施所取得的成效。1348年，黑死病终结了麻风病的流行。麻风病病人无疑非常容易二次感染，欧洲境内死于黑死病的第一批病人中，有1/4是麻风病院里的麻风病病人。可以说黑死病清除了身体孱弱的麻风病病人。事实上，1349年之后很多麻风病院因为没有病人而关门大吉了。进入15世纪，据欧洲医生们的记录所载，麻风病已经成了罕见病。然而我们不该忘记，麻风病疫情不是因为医学和社会的进步而防控住的，而是靠着全社会歧视、排挤麻风病病人这种非人道行为，以及更严重的疫情——鼠疫的力量压制住的。

回首麻风病的历史，不由得让我们感慨，疾病和宗教的关系真是剪不断、理还乱。

---

1 译者注：日本史年号。

第 3 章
黎明前的鼠疫

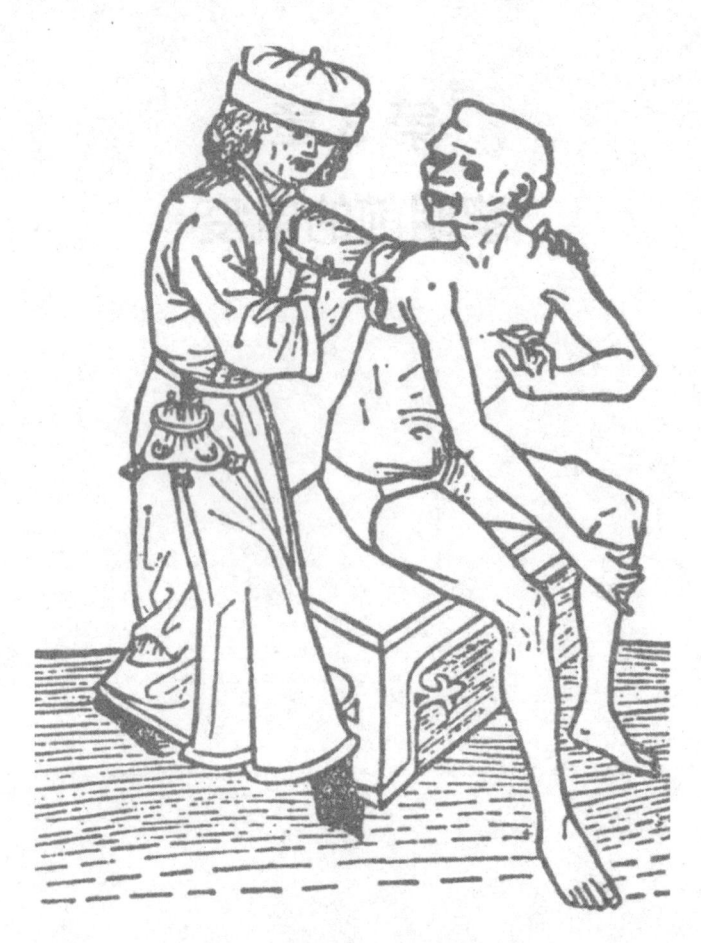

图 14 切除鼠疫囊肿，15 世纪木版画

鼠疫塔

奥地利有座叫斯太尔的城市，来这里旅游的游客可以在市内广场上看到一座奇怪的纪念碑。这座纪念碑雕刻着中箭的圣人和圣母玛利亚，但又不是欧洲其他城市常见的战争纪念碑或者革命纪念碑，那这座纪念碑是纪念什么呢？

鼠疫塔——当地的人们这么称呼它。

鼠疫席卷欧洲之时，这座山间小城也未能幸免。宣告鼠疫逼近的钟声铮铮敲响时，人们奔出家门，三五成群，狂欢起舞。这是一场死亡舞会，也是当时的人们唯一能够做到的企图逃脱病魔的办法。待鼠疫收割了足够多的生命离去后，苟延残喘活下来的人们为了纪念死亡舞会把自己从死亡的恐怖中拯救出来，于是在市内广场上立了一座感恩圣母玛利亚的纪念碑。

鼠疫在每个欧洲人的脑海里都烙上了深深的印记。

在欧洲人记忆中，1348年是史上最惨痛的一年。在这一年，欧洲暴发了鼠疫。鼠疫传染性惊人，欧洲几乎全境沦陷，失去了近1/4的人口。欧洲人称这场惨剧为"黑死病"（black death）。

那么，这一大事件对欧洲，乃至世界历史的意义是什么呢？后世的史学家不约而同地赋予了黑死病各种积极的意义。例如，有人说鼠疫终结了中世纪，催生了近代，抑或说这一年是"近代人"这个概念的诞生之年，更有人说历史的连续性在这一年遭到完全破坏，等等。更有甚者，认为这场灾难是推动社会变革的决定性因素，给人类的精神世界带来了深刻的变化——至少对宗教改革有很大影响。不过，最近也有学者发声，认为对黑死病造成的社会、经济、历史影响不宜过大吹捧。但是，即使只考虑社会经济和精神思想层面——即社会经济层面上农村人口大幅减

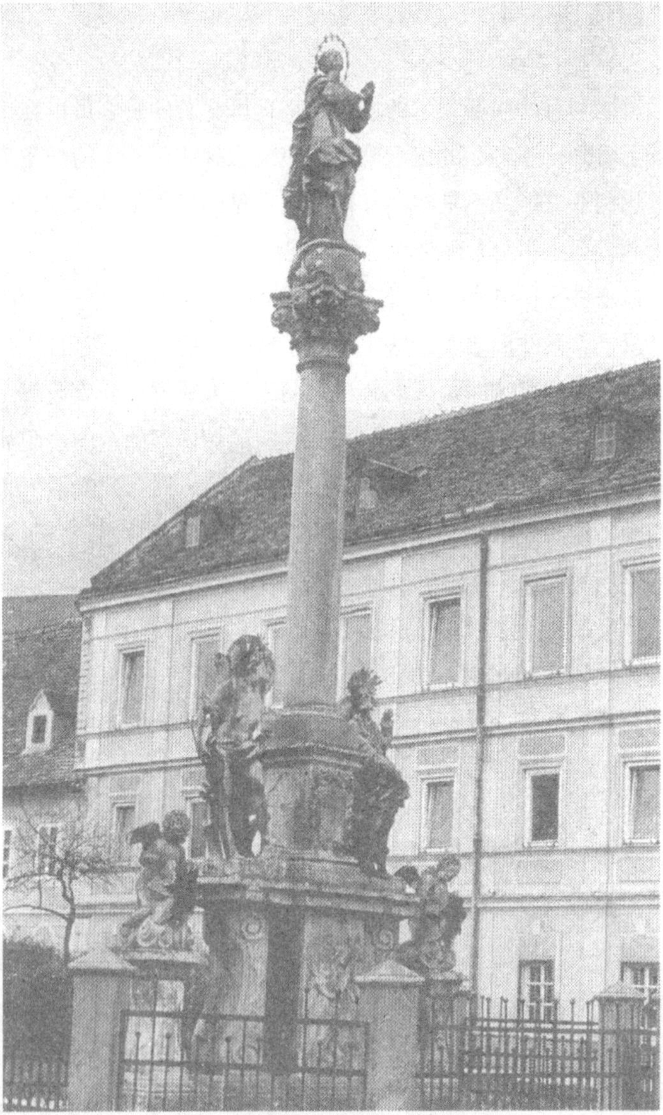

图15 奥地利斯太尔市鼠疫塔
纪念鼠疫退散而建的塔,立川昭二摄

少，加速了庄园经济和农奴制度的没落，精神思想层面上人们体验到了古典权威靠不住——我们也可以肯定地说，黑死病摧毁了中世纪，至少加速了中世纪的完结，是催生近代人文主义社会的阵痛。

那么，给人类历史铭刻上如此深刻惨痛记忆的鼠疫，到底是如何出现在人类面前的呢？它给人类文明留下了怎样的痕迹呢？而人类又是如何应对这个无形的侵略者的呢？

老鼠、跳蚤、鼠疫杆菌

鼠疫在急性传染病中也称得上是最凶险的疾病。从生态学角度而言，它又是一种颇为耐人寻味的疾病。鼠疫原本不是人类的疾病。历史上的鼠疫大流行，其实是人类在各种因素下被卷入啮齿类动物（特别是老鼠）和跳蚤、鼠疫杆菌的三角关系之中所造成的。鼠疫的病原体鼠疫杆菌（*Pasteurella pestis*）以跳蚤为宿主，而跳蚤，尤其是印鼠客蚤寄生在老鼠等啮齿类动物身上。即鼠疫这个疾病，原本的带菌者是老鼠等啮齿类动物。时至今日，栖息在印度等局部地区的野鼠群之间还时不时有鼠疫传播。

在 19 世纪末，准确而言是 1894 年，法国人耶尔森和日本人北里柴三郎分别在香港发现了鼠疫杆菌。在此之前，判断是不是鼠疫只能靠症状。好在鼠疫的症状非常特别，能够通过对照历史上的记录来判断。

感染了鼠疫的老鼠，1 毫升血液中的鼠疫杆菌可以多达 1 亿个。跳蚤吸了老鼠的血液后，鼠疫杆菌在跳蚤体内继续繁殖，然后跳蚤再去叮咬人类，人类抓挠瘙痒的皮肤造成的细微小伤口接触了跳蚤的粪便，便会引起感染；又或者跳蚤在叮咬人类时，其体内繁殖的鼠疫杆菌反流，经口器直接侵入人体引起感染。

鼠疫杆菌侵入人体皮下之后，有1～6天的潜伏期，潜伏期过后开始发病，先是39～41℃的高热连日不退，伴随头痛、恶寒，然后出现眩晕、随意肌麻痹，再来是脉搏变弱、极度虚脱、精神错乱。接着，腋下和股腹沟等处的淋巴结肿大、破裂、化脓、皮肤干燥，留下大片黑紫色斑，最后死亡。这只是暴发初期的腺鼠疫（bubonic pest）症状。等到再严重些，血液中的鼠疫杆菌侵入肺部，在那里繁殖之后，还会引起血痰、咯血等症状，此时的鼠疫称为肺鼠疫（lung pest）。肺鼠疫一般而言是从腺鼠疫恶化而来的，但也有可能通过飞沫传播等人传人途径感染上。在这么多人类疾病中，肺鼠疫的致死率属于第一梯队。3～5天内腺鼠疫感染者的死亡率为50%～70%，但肺鼠疫感染者的死亡率接近100%。好在今天我们有了血清疗法、抗生素等治疗手段，治愈率高达80%～100%。

鼠疫本来就是老鼠的疾病，自然鼠疫的历史也离不开老鼠的生态史。我们可以看一下鼠疫入侵欧洲的路线，会发现它和黑家鼠的迁移路径甚至年代都高度重合。黑家鼠，学名 *Rattus rattus*，原是栖息于印度到南亚一带的野生老鼠，这些老鼠逐渐北上，到达阿富汗、伊朗、里海沿岸，然后向西进发，在13世纪中叶入侵欧洲[1]。在这之后，欧洲便暴发了鼠疫疫情。

那么，这些带菌老鼠为什么会发生迁移呢？气候变化、食物链变化等自然因素是原因之一，但影响更大的或许是人类因素，即人类所创造的文明。13世纪是东西交流的鼎盛时期，十字

---

[1] 译者注：摘自宇田川龙男的《鼠》。

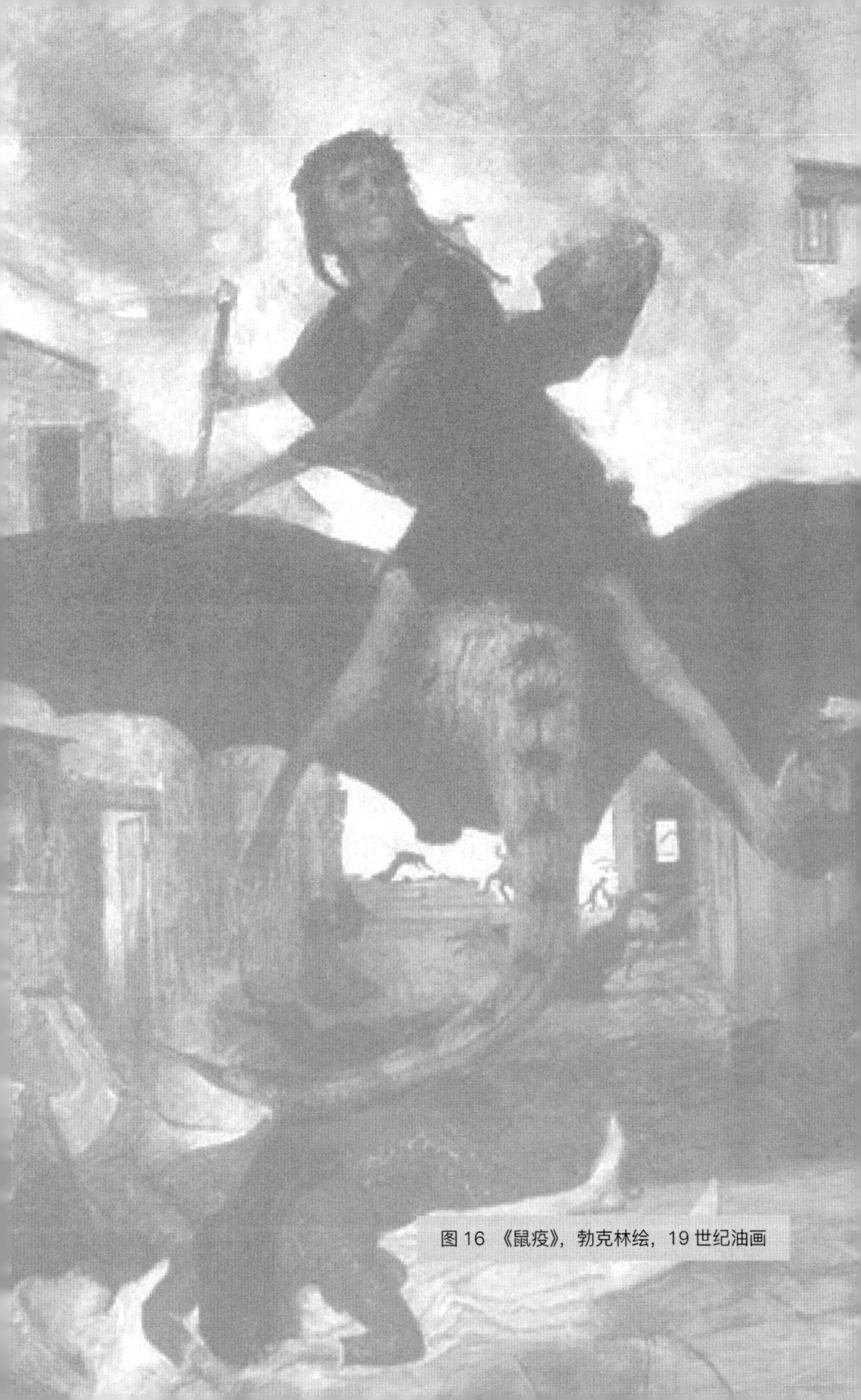

图16 《鼠疫》，勃克林绘，19世纪油画

军自西向东，蒙古军自东向西。辛瑟尔先生甚至认为黑家鼠是跟着成吉思汗的步伐入侵欧洲的。关于黑死病的传播路线还要提到的是，入侵而来的老鼠随着人类文明的发展，其命运也发生了改变。一方面，中世纪的房屋多是木屋和黏土屋，适宜老鼠居住，但后来人类住上了石屋，这对老鼠而言就不是宜居环境了。另一方面，人类发明了各种储粮方法，建起了地下室，改变了老鼠的栖息习惯，老鼠不再像以前那样在城镇村庄里穿街过巷，而是选择留在狭小的一亩三分地里过日子，这间接地减少了老鼠之间传播鼠疫的机会。

近代以后，鼠疫在西方国家逐渐消失，其原因众说纷纭。防疫体制、卫生条件改善之类的解释自不必说，但我认为受到人类影响的老鼠生态也要纳入考虑之中。此外，伯内特先生指出，黑死病的主要传播媒介——印鼠客蚤喜欢寄生在黑家鼠身上，而18世纪时，黑家鼠被另一波大举入侵的老鼠——褐家鼠赶了出去。由于寄生在褐家鼠身上的跳蚤不太爱叮咬人类，故传播鼠疫的危险性就下降了。基于此，我才认为应该考虑到老鼠之间的迭代。总之，要深究影响鼠疫的因素很难，也希望日后从事鼠疫问题研究的同行们，除了人类因素之外，不要忘记老鼠、跳蚤、鼠疫杆菌这三者之间的关系。

那场瘟疫

拜占庭谚语有云"光明来自东方"，但其实疾病也可来自东方，鼠疫就是很好的例子。第2章提到的查士丁尼瘟疫本质上就是一场鼠疫。自6世纪中叶起的半个世纪里，鼠疫席卷了整个拜占庭和欧洲各国，然后在中东地区大肆破坏了一段时间。神奇的是，从 8 世纪开始的约 300 年间，鼠疫竟凭空消失了。鼠疫在偏远地区蛰伏了一段时间后，又开始慢慢举起了屠刀。1032 年，印度暴发鼠疫。这场鼠疫向西进发，经中东在 11 世纪末传到了欧洲。彼时正是东西贸易频繁、十字军往来的时候，同时也是黑家鼠——鼠疫的主要传播媒介迁移欧洲的时期。11 世纪之后，经历了零星鼠疫疫情之后的欧洲，迎来了命运多舛的 1348 年。

> 话说基督降世之后过了硕果累累的 1348 年，意大利最美丽的城市、出类拔萃的佛罗伦萨，竟发生了一场要命的瘟疫。不知是由于天体星辰的影响，还是因为我们多行不义，天主大发雷霆，降罚于世人，那场瘟疫几年前先在东方地区开始，夺去了无数生灵性命，然后毫不停留，以燎原之势向西方继续蔓延。[1]

在为数众多的黑死病文献中，最有名的当数薄伽丘（1313—1375 年）的《十日谈》。在提到"那场瘟疫"时，用一副沉着的口吻来诉说，反倒有种山雨欲来风满楼的感觉。

在 14 世纪欧洲，农村生活改善，城市经济发展，人们从中世纪的牢笼桎梏中好不容易挣脱出来，很多人都觉得社会情况正在一天天地好转。但是，1337 年英法百年战争拉开帷幕，宣告了厄运的降临。在纷飞战火摧残之下，刚刚才站直腰的农民和市民群体又遭到了鼠疫这个"死神"无声无形的突然袭击，这只能理解成"天主大发雷霆，降罚于世人"了。

---

[1] 译者注：引文均摘自 [意] 薄伽丘著，王永年译，《十日谈》，名著名译丛书，人民文学出版社，2015 年。

薄伽丘说这个侵略者是"几年前先在东方地区开始"的，事实也的确如此。那么，这场世界性大流行的起点在哪里，又是经过哪条路线到达如翡翠般的佛罗伦萨的呢？

鼠疫之路

关于这场鼠疫的起源地主要有两种观点，一种观点认为起源地是中国华南地区，另一种认为是中亚地区。当时，中国正处于元朝，在14世纪20—30年代天灾频发，暴发了一场大瘟疫，造成了500万平民死亡。赫克尔推测这是一场鼠疫。此外，当时还是中国、印度、中亚、西亚、中近东等地区贸易往来最频繁的时代。鼠疫一旦在东亚暴发，就很容易沿着贸易的干道——丝绸之路传播开去。

不过，最近支持这场鼠疫起源于中亚，尤其是南俄地区观点的学者更多。鼠疫史学者波利沙推测起源地应为塞米列金斯克地区。此说认为鼠疫向东西两方传播，东方传到中国，西方则从克里米亚半岛卡法城经黑海传到君士坦丁堡。

除了这两个观点之外，还有人认为是鞑靼人感染了中原的鼠疫，然后传播到西方，也有人认为这场鼠疫起源于印度（亨琛）。而生态学者伯内特则认为鼠疫源于伏尔加－顿河地区，然后传给了鞑靼人俘获的意大利俘虏；1347年，这些意大利人回热那亚时，鼠疫又随运输的船只传到欧洲。

名为巴扎（Bazaar）的集市是中近东地区有名的商业中心，出售各地出产的奇珍。而鼠疫也和霍乱、伤寒等传染病一样，先集中到了中近东这个"疾病集市"，然后再四散开去。总之，作

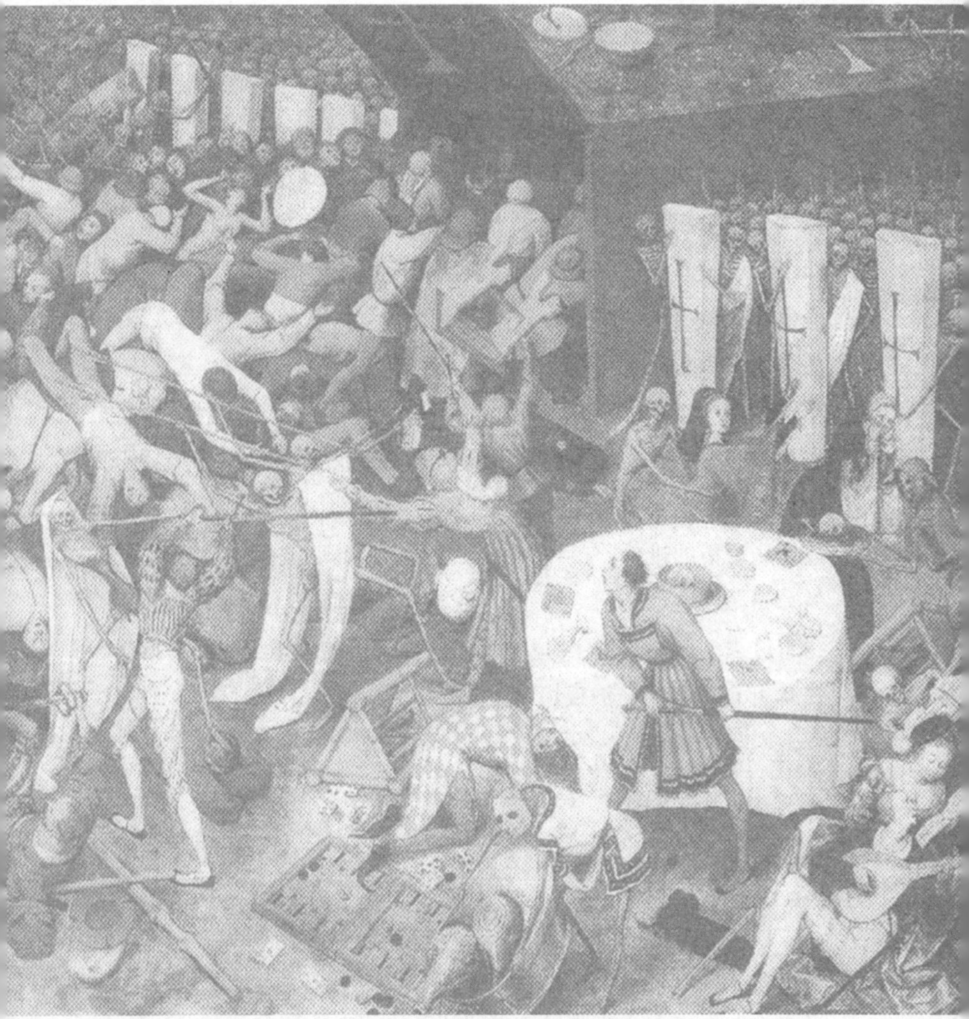

图 17　油画《死亡的胜利》局部，勃鲁盖尔绘，1562 年

为东西方门户的君士坦丁堡至少在 1347 年已经被鼠疫入侵了，同年，鼠疫传播到塞浦路斯、爱琴海、爱奥尼亚海诸岛、西西里岛墨西拿、科西嘉、马略卡等西地中海岛屿，然后继续沿意大利半岛西岸北上，登陆热那亚，在当地"兵分两路"，一路越过阿尔卑斯山，进入欧洲内陆，另一路向西穿过地中海，登陆马赛。总之，鼠疫就是沿着当时的东西贸易和地中海贸易商路传播的。那个时候没有人能想到，藏在商队帐篷里或船舱底的老鼠，以及寄生在老鼠身上的跳蚤，其血液中竟然隐藏着令全欧洲陷入恐慌甚至使整个欧洲文明荒废的无形元凶。

翌年（即 1348 年）1 月，沿罗讷索恩河北上的鼠疫在阿维尼翁暴发；4 月，薄伽丘笔下的佛罗伦萨情景出现；5 月，西班牙、德国惨遭血洗；8 月，鼠疫登陆英格兰，到达伦敦，拉开了黑死病疫情的帷幕。1349 年，鼠疫袭击瑞典、波兰，甚至远及冰岛和格陵兰岛。1351 年，传到俄国。到了 1353 年，第一波疫情终于过去。此后直到 14 世纪末，同样规模的疫情至少还有两次。1388 年前后，第三波疫情结束。

日以继夜

1348 年，因诗才在意大利贵族社会中名声大噪的薄伽丘时年 35 岁，写下了不世名著《十日谈》。众所周知，《十日谈》的背景设定为七男三女为躲避鼠疫来到郊区的一座教堂，一人讲一天故事，共计 10 天、100 个故事。在第一天的序言中，薄伽丘以一副人文主义者的口吻诉说了鼠疫袭击佛罗伦萨的光景，字里行间充满着世俗气息的调侃——这种口吻在之后的故事里一直保留着。

薄伽丘亲眼目睹了病魔的肆虐，用笔记录下他对彼时佛罗伦萨的印象，这在鼠疫史研究领域史料价值颇高。

在这个看不见的死神面前，人类的一切智慧和方法都不起作用，诸如"禁止病人进入市内，发布保持健康的忠告""组织宗教游行或其他活动，虔诚地祈求天主"，但是"一切努力都徒劳无功"。终于，"瘟疫严重的后果可怕而奇特地开始显露出来"。

接着，薄伽丘描写了鼠疫的症状：

> 佛罗伦萨的瘟疫和东方不同。在东方，病人鼻孔流血是必死无疑的症状。在这里，疫病初起时，无论男女腹股沟或腋下先有肿痛，肿块大小像苹果或者鸡蛋，也有再小或再大一些的。一般人把这些肿块叫作脓肿。不久之后，致命的脓肿在全身各个部位都可能出现，接着症状转为手臂、大腿或身体其他部位出现一片片黑色或紫色斑点，有的大而分散，有的小而密集。这些斑点和原发性的脓肿一样，是必死无疑的征兆。

这明显是腺鼠疫的症状。之所以叫"黑死病"，是来自其末期病变的发绀症状。描述症状之后，薄伽丘接着写道医学对此无能为力，明确提出这个病是传染病，还会二次复发肺鼠疫。

> 医生的嘱咐和药物的作用似乎都拿它没有办法，或许因为这种病是不治之症，或许由于病因不明，没有找到对症的药物（除了懂医道的人之外，原本毫无医药知识的男男女女也有许多偏方）。在这种情况下，侥幸痊愈的人为数极少，大多数病人没有发热或其他情况，在出现上述症状的第

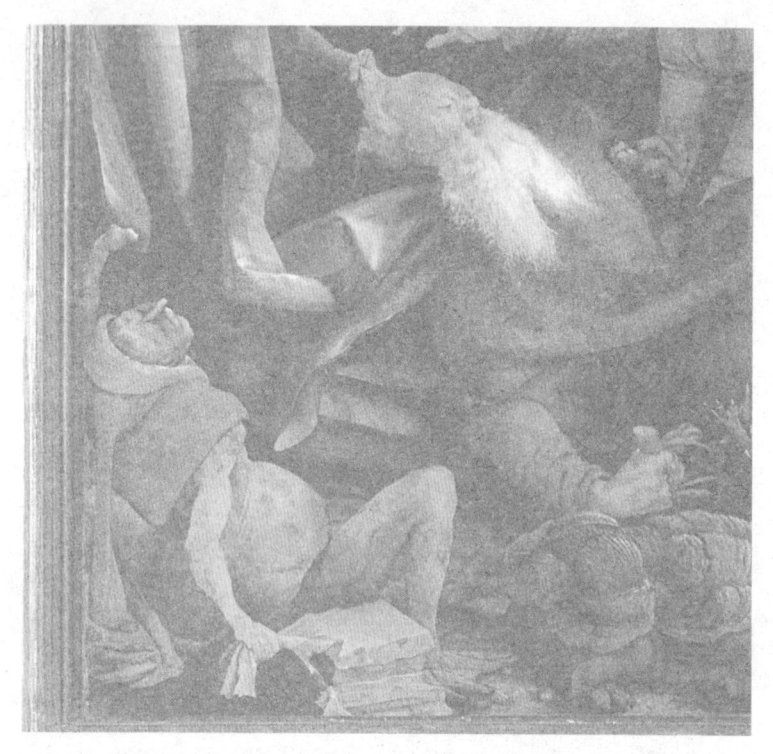

图18 鼠疫病人，格吕内瓦尔德《隐修士圣安东尼》局部，1511—1515年

三天，迟早都会丧命。那场瘟疫来势特别凶猛，健康人只要一接触病人就会传染上，仿佛干燥或涂过油的东西太靠近火焰就会起燃。更严重的是，且不说健康人同病人交谈或者接触会染上疫病、多半死亡，甚至只要碰到病人穿过的衣服或者用过的物品也会罹病。假如不是许多人和我本人亲眼目睹的话，我这番描述也许是难以置信的。假如许多殷实可靠的人没有耳闻目睹的话，连我也不敢相信，更不用说形诸文字了。我还要补充的是，那场疫病的传染力特别强，不但在人

与人之间传播,即使人类之外的动物接触到病人或者病死的人的物品也会传染上,并且在很短的时间内死去。

活在恐惧中的人们"活一天算一天,仿佛明天不过日子了",于是自暴自弃,"日以继夜地从一家酒馆转到另一家,肆无忌惮地纵酒狂饮"。到苦恼和灾厄到达顶峰时,"令人敬畏的法律和天条的权威开始土崩瓦解。事实上,民政和神职执法人员和一般人一样,死的死,病的病,剩下的和家人一起闭户不出,根本不能行使职权,因此人们无法可依,爱怎么干就怎么干"。然后他们陷入了空虚的精神状态,只注重刹那的欢愉,仿佛"避开疾病是治病的最佳良药""他们只顾自己不考虑别人,许多男女抛下城市、家宅、亲戚和财产",一味地逃避。看起来他们害怕鼠疫更甚于现代人害怕辐射。

对于世道人心的崩塌,薄伽丘是作如下描写的,但在他眼中,这种崩塌的本质是疫情瓦解了旧式习俗,使人类的精神焕发出了前所未有的新的一面:

> 瘟疫把大家吓坏了,以致兄弟、姐妹、叔侄甚至夫妻互相都不照顾。最严重而难以置信的是父母尽量不照顾看望儿女,仿佛他们不是自己的亲生骨肉。得病的男男女女数不胜数,他们别无他法,只得求助于为数极少的好心朋友,或者雇用贪心的仆人……病人既得不到街坊亲友的照顾,佣人[1]又那么难找,于是出现了一种前所未闻的做法,就是一个女人不论以前多么文雅、俊俏、高贵,病倒后会毫无顾忌地招聘

---

[1] 译者注:王永年译本中为"用人"。

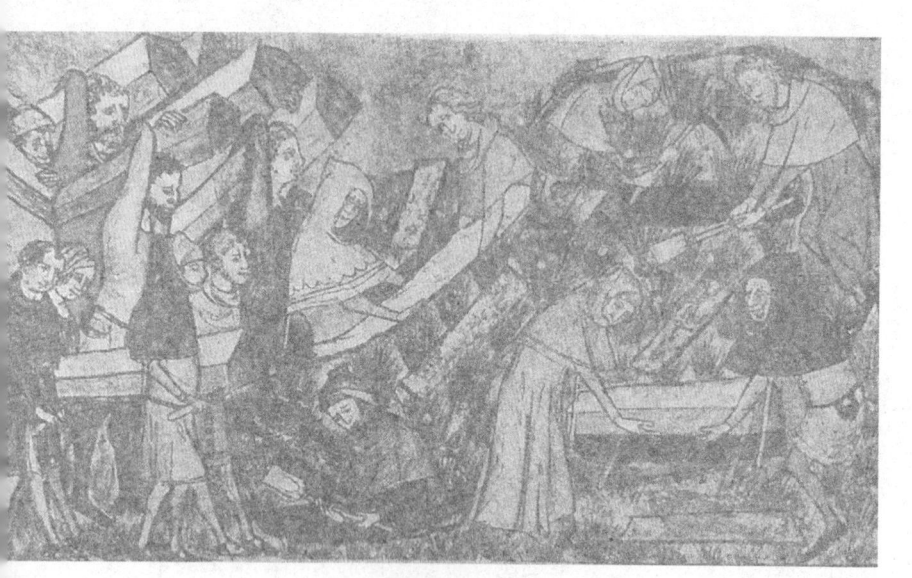

图 19　埋葬鼠疫死者，法国细密画

一个男佣人，不管老少，并且只要病情需要，会毫不害羞地像在另一个女人面前那样露出自己身体的任何部位。痊愈的妇女日后往往不如以前那么贞洁，也许和这种情况有关。

就这样，佛罗伦萨"城里白天黑夜都有大批人死亡"，尸体无人问津，直至腐烂发臭，"侥幸活下来的市民中间不可避免地形成一些和以前完全相反的习俗"。所谓的完全相反的习俗，最明显的表现就是丧葬礼仪，与修昔底德对雅典大瘟疫、普洛科皮乌斯对查士丁尼瘟疫的描写几乎如出一辙。

每天，甚至每小时，都有大批尸体运来，教堂墓地的面积和按照老规矩进行安葬的人手都不够了，于是在拥挤不堪的墓地里挖出宽大的深坑，把后来的成百具尸体像海运货物那样堆放起来，几乎堆齐地面，上面只薄薄掩盖一层浮土。

接下来，薄伽丘描写了农村地区的惨况——"日日夜夜都有人像牲口那样死在家里、路上和田野""从三月到七月，佛罗伦萨城里据说死了十万人以上"。

除了《十日谈》之外，黑死病文献还有很多，如东罗马帝国的官修史书、巴黎大学医学院的报告等官方文献，以及欧洲、阿拉伯的医生手稿，还有其他作者不详的文书等等，不胜枚举。当中，较为科学、可信度比较高的文献是居·德·乔利阿克（1296—1368年）的记录。他是教宗克莱门特六世的御医，在安布鲁瓦兹·帕雷出现之前一直都是欧洲最著名的外科医生。1348年，囚禁着教宗的阿维尼翁遭到了黑死病的袭击，乔利阿克在著作《大外科学》中记载了腺鼠疫和肺鼠疫的病症，并加上了自己的患病体验[1]。

这场大瘟疫是1348年1月出现在阿维尼翁的。暴发的鼠疫有两种，一种在患病开始的两个月之内，病人将一直为高热所苦，咳血，多数病人在发病三天之内死亡；另一种是在熬过了前一种之后持续的病症，依然是高热不退，兼有外部囊肿，尤其是腋下和股腹沟多见，患上这一种鼠疫的病人也大多在发病五天之内就归西了。鼠疫的传染性极强，伴有咳血症状，故与病人处于同一空间，甚至互相眼神交流

---

[1] 译者注：本书无中文版，此据日文版译出。

都会被传染。病人因为无人看护而死,死后甚至连主持葬礼的司祭都没有。父不顾子,子不顾父。慈善已废,希望已溃。

我称这场疫情为"大灾害",是因为这个疾病几乎已经扩散至整个世界了。恶魔的标枪最先显现于东方,然后往四处投掷,我们西方世界不幸中招了。标枪的势头之强劲,使得我们现在只剩下四分之一的人口。

星辰?空气?投毒?

面对这个世界性的惨剧,人们自然会思考这场疫情是如何产生的。千千万万双眼睛都在紧盯着,千千万万个头脑都在思索着疫情的传染过程。但是,感染的源头在哪里呢?

除了天罚论之外,时人第一个想到的是占星原因。薄伽丘也说不确定是不是"由于天体星辰的影响"。占星术的理论基础是所谓的大宇宙、小宇宙论,认为是天体的某种现象作用到地表,引起了鼠疫。巴黎大学医学院受国王诏令而撰写的官方报告中就提到了一个极具占星术色彩的原因——1345年火星合木星,使地表涌出有毒气体,导致了疫情暴发,大批死者出现。

第二个在当时颇有群众基础的观点是空气污染论。这个观点认为是动物尸体和地球自身散发的腐败气体充斥在空气中,使得疫情暴发。一些人还加入地震因素,认为是1347年的地震释放出有毒气体而污染空气,从而引发了疫情。除此之外,其他诸如季节失调、不详之风、气温异常、降雨等都被认为是造成空气异常的因素。在鼠疫流行期间,很多人燃烧会释放香气的芦荟草,

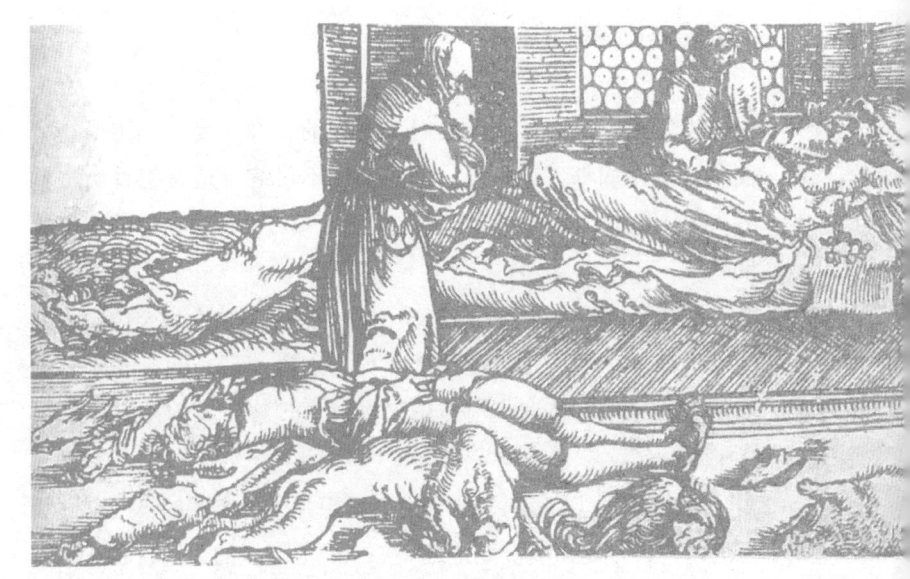

图 20　黑死病的惨况，14 世纪木版画

服用香气馥郁的没（mò）药，认为能够预防和治疗鼠疫，其实都是基于空气污染论。

　　第三个观点是投毒论。这个观点在灾难之上又新添灾难。欧洲人都知道疫情是从东方传来的。身为基督教徒，本来是没有这种病的，那么这肯定是基督教徒的敌人在投毒！陷入癫狂的人有这种妄想，某种意义上似乎也无可厚非。但被认为是投毒者的犹太人可就倒大霉了。上文中的乔利阿克就提到了犹太人因此而惨遭屠杀的情况："很多人自以为是地得出了这场疫情的原因。在某个地区，当地人认为是犹太人给全世界投毒，不少犹太人因此被杀。"

　　由此可见，当时有关鼠疫的病因观点，充斥着迷信、无知和狂热，一无是处。

检疫隔离的由来

病势如山倒，再加上人们对病因的无知、妄猜，使得整个社会对黑死病都无计可施，只能惶惶不可终日地盼望着病魔自己离去。虽然尝试过食饵法、熏蒸法等偏方，但这些方法本来就没用。

在这个过程中，人们从经验中隐约感觉到这个病会传染，但在那个病原体思想还没诞生的年代，别说消毒，就连隔离措施都不怎么采取。等到疫情传染已经过了顶峰，人们才终于醒悟过来。

最早领悟到"隔离"这个卫生思想并予以实践的，是东方贸易的门户，也是鼠疫登陆地之一——威尼斯城的人。自900年至1500年的600年间，水城威尼斯有记录的鼠疫疫情就有63次之多。痛苦的经历让他们切身体会到了隔离和检疫的必要性。在黑死病暴发初期，威尼斯的官吏就已经采取手段，将被鼠疫感染的船舶、物资、人群通通关到一座岛上隔离起来。

1374年，米兰公爵贝尔纳博发布命令，全城各户人家主动申报鼠疫病人，禁止鼠疫病人出行，并把所有病人集中到城外某处隔离起来，违反者处以没收财产甚至死刑。随后，各地逐渐从隔离病人发展到给病人房屋上锁甚至烧毁的地步。但总体而言，彼时的米兰并没有像丹尼尔·笛福的名著《瘟疫年纪事》所写的1665年伦敦鼠疫时那样实行彻底的规制措施。

在付出了黑死病这个高昂的代价之后，当时的人们给我们留下了唯一能称得上"功劳"的防疫对策——检疫制度。早在12世纪，威尼斯就已经有了外来船需要隔离40天的惯例；1337年，达尔马提亚沿岸的拉古萨规定外来船只接受30天的隔离，后来

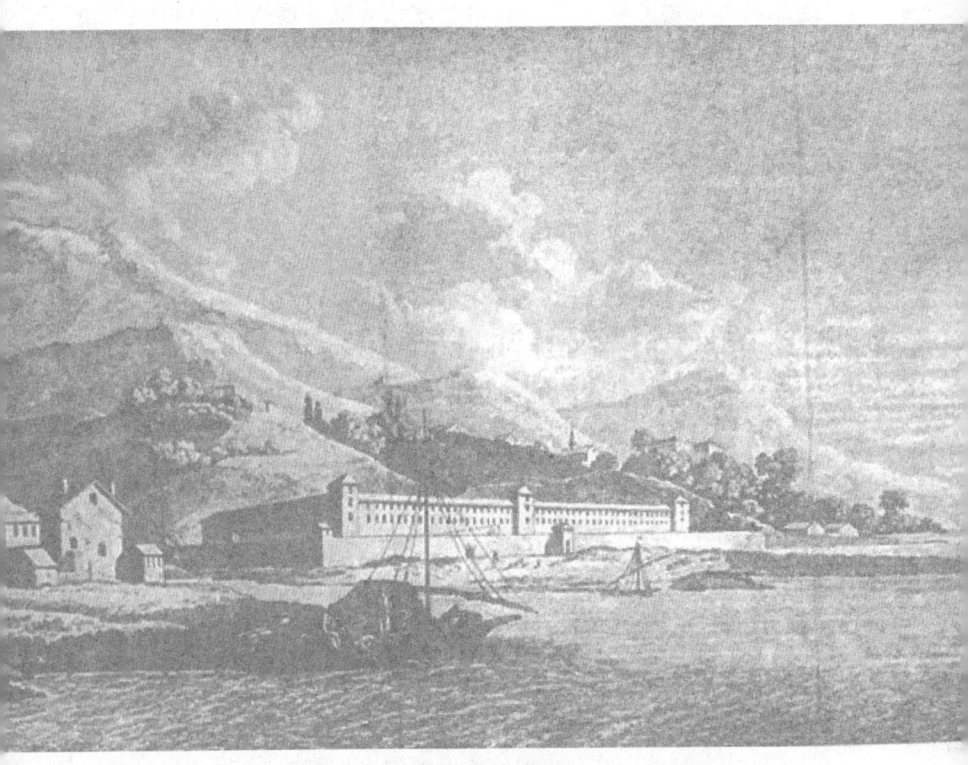

图 21　热那亚的隔离医院
摘自西格里斯特著作

延长至 40 天；1383 年，马赛也出台了抑留船只 40 天的防疫规定；1403 年，威尼斯在离市区 2 英里（约 3.22 千米）的岛屿上正式建起了一栋与外部隔绝的隔离病院。

隔离，英语写作 quarantine，来源于意大利语 quarantenaria，而在意大利语中 quaranta 意为"40 天"。至于为什么隔离时间要定为 40 天，赫克尔推测是因为在 13—14 世纪人们普遍认为第 40 天是区分急性病和慢性病的分水岭。罗森则引用《圣经》，说诺亚洪水持续了 40 天，又说炼金术认为炼成物质需时 40 天等，因而当时的人们给 40 天赋予了特殊含义，从而对这个天数十分执着。

二分之一

瘟疫流行给社会造成的最直接打击，无疑是大量死亡所导致的人口减少。薄伽丘说 1348 年 3—7 月短短 4 个月间，佛罗伦萨已经死了十万人。那么，在整场黑死病疫情，具体死了多少人，死亡率又是多少呢？要给出准确的数据，或许难度要比解释黑死病传播路线和症状更难。毕竟当时没有可信的人口统计，自然也谈不上死亡统计。笛福也写道，1665 年伦敦暴发鼠疫时，政府每周都会公布《死亡统计表》，据此可以算出相对准确的死者人数和死亡率。这得益于近代国家把人口统计作为基本国策。但在黑死病之前的中世纪封建社会，土地和人口对领主而言都不是大问题，自然当时整个欧洲也没有人有意愿去推测总人口。因此，我们现在只能根据目前能找到的最早人口统计数据来倒推黑死病时期的欧洲人口，得出的数据是 1 亿人。尽管不免笼统、模糊，但也只好将就参考。

关于黑死病的死亡人数和死亡率，薄伽丘说佛罗伦萨的死亡人数是 10 万，乔利阿克说存活率 1/4。除此之外，当时的鼠疫史料还有很多数据。例如，巴黎 1 天死亡 800 人、阿维尼翁死亡 400 人、开罗 1 天死亡 1 万人等。至于死亡率的数据更为惊人，意大利全境的死亡率为 1/2，地中海群岛为 2/3，威尼斯为 3/4，帕多瓦为 2/3；法国、英国的存活率只有 1/10。

The Diſeaſes and Caſualties this Week.

Abortive	4
Aged	45
Bleeding	1
Broken legge	1
Broke her ſcull by a fall in the ſtreet at St. Mary VVool-church	1
Childbed	28
Chriſomes	9
Conſumption	126
Convulſion	89
Cough	1
Dropſie	53
Feaver	348
Flox and Small-pox	11
Flux	1
Frighted	2
Gowt	1
Grief	3
Griping in the Guts	79
Head-mould-ſhot	1
Jaundies	7

Impoſthume	8
Infants	22
Kingſevil	4
Letuargy	1
Livergrown	1
Meagrome	1
Palſie	1
Plague	4237
Purples	2
Quinſie	5
Rickets	23
Riſing of the Lights	18
Rupture	1
Scurvy	3
Shingles	1
Spotted Feaver	166
Stilborn	4
Stone	2
Stopping of the ſtomach	17
Strangury	3
Suddenly	2
Surfeit	74
Teeth	111
Thruſh	6
Tiſſick	9
Ulcer	1
Vomiting	10
Winde	4
Wormes	20

Chriſtned { Males — 90, Females — 81, In all — 171 }　Buried { Males — 2777, Females — 2791, In all — 5568 }　Plague — 4237

Increaſed in the Burials this Week — 249

Pariſhes clear of the Plague — 27　Pariſhes Infected — 103

The Aſſize of Bread ſet forth by Order of the Lord Maior and Court of Aldermen,
A penny Wheaten Loaf to contain Nine Ounces and a half, and three half-penny White Loaves the like weight.

图 22　1665 年伦敦鼠疫时的每周死亡统计表

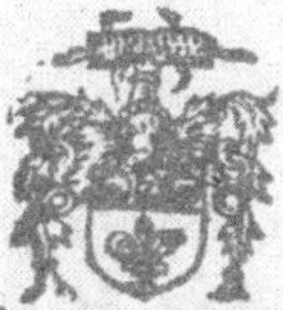

当然，这些数据不可尽信，赫克尔在其鼠疫研究的经典著作《中世纪的疾病》中，推算了欧洲主要城市的死亡人数：

佛罗伦萨6万人、巴黎5万人、威尼斯10万人、阿维尼翁6万人、马赛7万人、伦敦10万人。

当时这些城市的各自总人口也不过10万～20万人，因此死亡率最保守也有1/2。也就是说，花城佛罗伦萨和水城威尼斯里，每两个人就有一个人死亡。

此外我们还要加上农村。我们很容易想当然地以为农村的人口密度比城市低，所以死亡率应该也低，但其实农村有一个致命的弱点——封闭，一旦鼠疫入侵，反而会遭受毁灭性的打击。记录显示，很多农村都被屠村，整条村庄成了荒村。即使我们退一步，假设农村的总体死亡率真的比城市要低，譬如定为1/5，且当时的城市和农村人口比例为3∶7，那么可算出全欧洲的死亡率约为1/4强，即有2500万死者，和赫克尔的估算值相符。不过最近也有观点认为死亡率要更高，约为1/3，即3500万死者才对。

另外，有报告说中国的黑死病死者人数为1300万，中近东地区为2400万。当然，这也只是猜测的数据。综上，在有限的史料范围之内，我们估算出以1348年为中心的黑死病惨剧，导致当时人口减少了6000万～7000万人。

鞭笞与游街

人世间经历过多少鼠疫和战争，两者的次数不分轩轾，

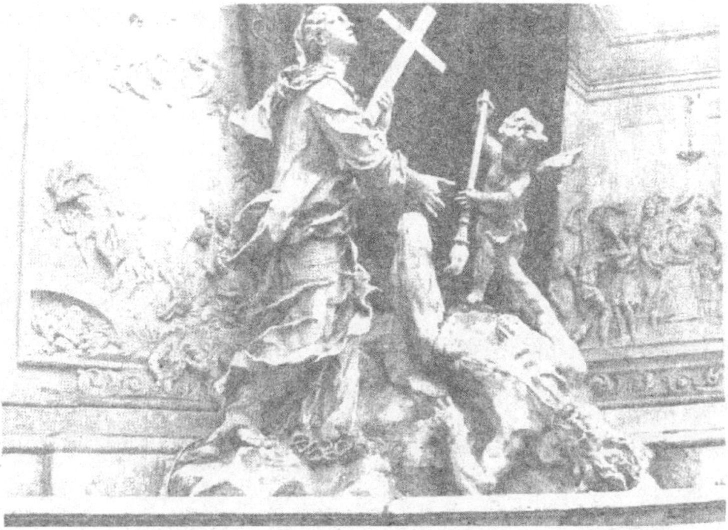

图 23　倒地死亡的鼠疫病人，维也纳鼠疫塔基座，立川昭二摄

然而无论面对鼠疫还是面对战争，人们都同样措手不及。

——加缪《鼠疫》[1]

人们在毫无心理准备的情况下，面对突如其来的惨剧会有怎样的反应呢？必然是群体性地出现精神异常，如恐慌、不安、狂乱、颓废等，就跟面临战争时的反应类似。在黑死病疫情中出现的"鞭笞者运动"现象就是一例。

一群善男信女全裸或半裸着穿街过巷，一边高喊忏悔的话语，一边拿着皮鞭抽打自身。皮鞭上绑着坚实的结扣，每个结扣上都穿着尖锐的铁片，一鞭子下去皮开肉绽，但他们依然步履

---

[1] 译者注：摘自阿尔贝·加缪著，刘方译，《鼠疫》，上海译文出版社，2013年。

坚定地行走着,直至倒下为止。这群人相信鼠疫是上帝的愤怒所致,所以要以这种苦修作为赎罪,与害怕鼠疫的心理斗争,以祈求上天的宽恕,拯救他们脱离苦海。

这种赎罪方式也被视为鼠疫的治疗手段之一。事实上,鞭笞是自古已有的风俗习惯。群众一边鞭笞一边游街的运动是中世纪的一种宗教狂热现象。早在黑死病暴发之前的13世纪,就有人不顾教皇的明令禁止私自举行,不过只是零星可见。随着黑死病的暴发及后来其他热性病的二次暴发,鞭笞者运动死灰复燃。毕竟那是一个信仰凌驾于理性的时代,像这种一味寻求外界拯救,堪称群体性歇斯底里的狂热行为,某种意义上也算是时代的必然结果。

鞭笞者运动始于何地目前暂不可考。不过在1349年,法国南部、波西米亚地区(今捷克)、奥地利、尼德兰地区(今荷兰)、英国、瑞典、波兰、丹麦等地,鞭笞者运动都已经蔓延开了。值得一提的是,鞭笞者运动越过阿尔卑斯山传入意大利之后,还迅速组织化。信徒们身穿白衣,胸别红十字,严格遵守辟谷等戒律。他们被称为"十字教团",势力逐渐有和天主教体制分庭抗礼的倾向,甚至出现了两个世纪之后宗教改革的一些早期痕迹。但最终鞭笞者运动还是在教廷的镇压和内部分裂之下悄无声息地消散了。本质上,鞭笞者运动也不过是人们挣扎着渴望逃离死亡掌控的一个表现罢了。

死亡舞会

和鞭笞者游街运动类似的现象还有本章开头提到过的"死亡

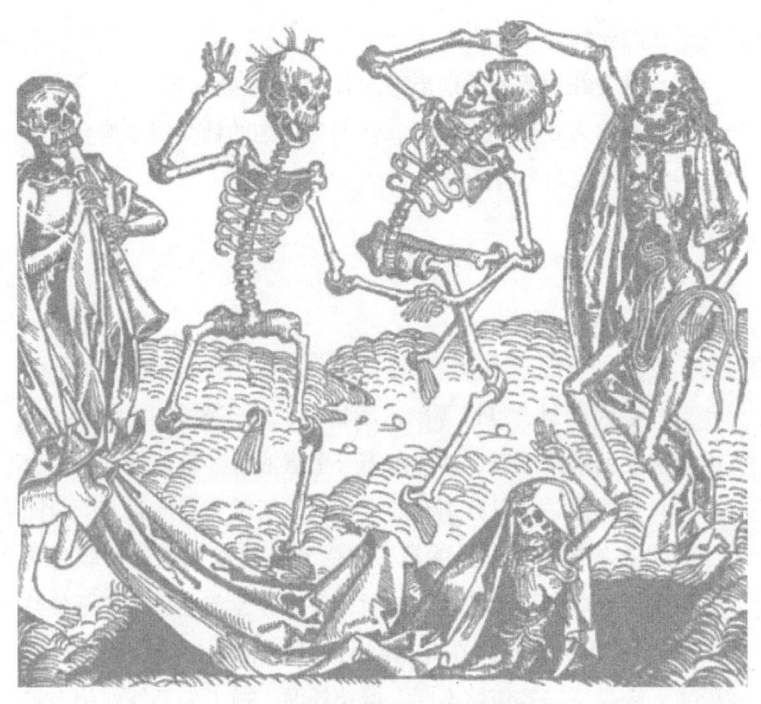

图 24　死亡之舞，15 世纪木版画

舞会"。当听到鼠疫来袭的消息时，人们便三五成群，有时候全村男女老少一起，半疯半醒地载歌载舞。这本质上是一种群体性异常现象，只不过形式上表现为祈福舞会而已。

　　死亡舞会的思想始于原始社会时期，当时的人们相信死亡的样子就是一尊会跳舞的骷髅，所以用跳舞来克服对死亡的恐惧。这一原始信仰有多种变体，历来不少绘画、雕刻都反映了这种信仰。赫伊津哈所谓的"死亡的形象"，在中世纪人眼里，最熟悉的就是"死亡之舞"了。痛苦呻吟的病人、散发恶臭的尸体周边围着一群跳舞的癫狂人群——这幅如同地狱绘卷般的异常光景，就发生在黑死病笼罩之地。

死亡舞会在黑死病后期出现，在 15 世纪蔓延至各地。后来，死亡舞会改称为 dance macabre，转型为单纯的社交娱乐舞会，走向世俗化，彻底与疫情无关了。

犹太人的悲剧

当社会因战争、疫情等陷入不稳时，流言蜚语也会满天飞。灾厄所引发的民众不安、动摇急需一个宣泄口。自然地，他们会寻求一只替罪羔羊，以莫须有的方式把一切矛头指向它。一般而言，替罪羔羊的最好人选就是平常受到有意或无意的被歧视群体。遭受黑死病袭击的基督教徒们找到的替罪羔羊就是"基督教徒的敌人"，即异教徒。在此基础上，上文提到的鼠疫投毒论应运而生。于是，宗教信仰不同，擅长经商，赚了大笔钱而招人妒恨的犹太人便被诬蔑成了投毒者。长期以来，对犹太人的歧视都是暗戳戳的，但黑死病让人们失去了理性，这种歧视便犹如火山爆发一样喷涌而出了。只要有人喊一声"犹太人往井里投毒了"，就可以不需要任何证据把犹太人抓起来用刑逼供，然后烧死。可怕的是，人们还自以为这是在击退鼠疫。

黑死病时期针对犹太人的集体迫害就这样开始了。1348 年 9 月，瑞士日内瓦首开先河，翌年波及到了伯尔尼、弗莱堡，然后是德国的莱恩河沿岸城市、法国南部城市——尤其是纳博讷、卡尔卡松的犹太人屠杀最为惨烈。有的犹太人死后，尸体被塞到空坛子里扔到莱恩河中；有的犹太人全家被堵在房子里，连人带房一起烧掉。犹太人聚居地的每一处房子都遭到过焚烧和抢夺，财

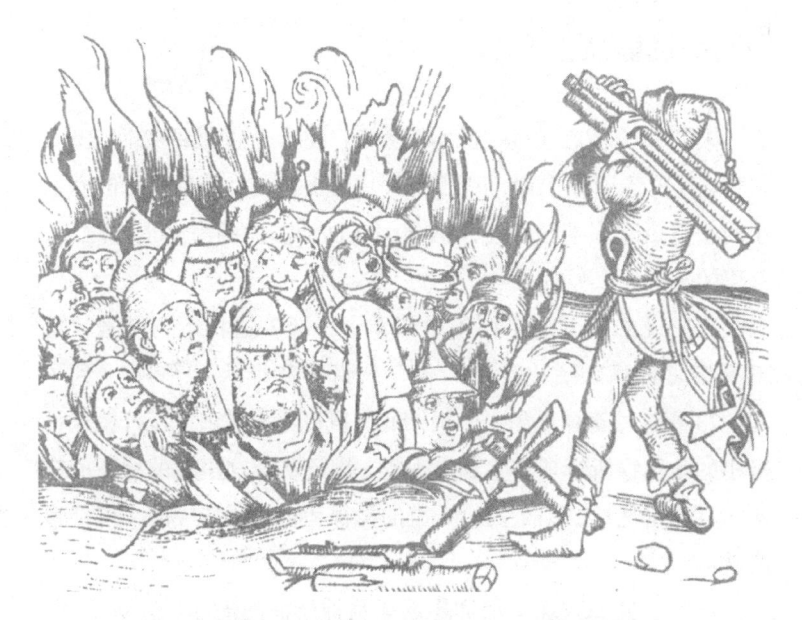

图 25　黑死病时期遭到迫害的犹太人，15 世纪木版画

产被没收。一些犹太人无法忍受逼供自裁，更有一些为犹太人仗义执言的基督教徒被处死……在黑死病的阴霾之下，每时每刻都在上演着无数悲剧。

祸不单行的是，当时的欧洲猎巫风气正盛。鼠疫所带来的精神冲击，让一直标榜爱人、宽容的基督教徒化身为狂热分子。犹太人在欧洲长期受迫害，而在这段长时间的迫害历史中，黑死病时期的迫害规模堪比 20 世纪纳粹政权下的迫害。由此可见，疾病有时候还能引起如此深刻、凄惨的民族和宗教问题。与其说异常事态很恐怖，倒不如说人们在异常事态下不再把异常视为异常更恐怖。

黑死病之后的时代

黑死病疫情在 1348 年达到顶峰。在半个世纪的来回之中,它夺去了几千万条生命,荒废了大片国土。在疫情最严重的六七年间,整个欧洲甚至停止了战争。在汹涌澎湃的海啸退去之后,留下的又是什么呢?

我所说的留下的东西不是指《十日谈》这种不朽名著,也不是指黑死病之后出生的人们,牙齿的数量从 32 颗减少到了 22~23 颗这种奇怪现象。归根结底,鼠疫本身是由鼠疫杆菌这种极小的微生物所带来的生物学现象。因此,我这里说的留下的东西,其实是这样的小东西给人类的精神和社会所造成的无可估量的破坏。

首先是道德败坏、信仰崩塌等精神层面的动摇。这场疫情,让人们亲身体会到所谓上帝的教诲并不能从病魔手中救出自己,逃得最快的人反而是那些平日里满嘴仁义道德的主教、红衣主教等高级神职人员。鞭笞者运动的出现,某种意义上也算是平民大众对体制内软弱无力、自顾不暇的一种集体爆发。往大了说,还是中世纪宗教统治权威瓦解的一个端倪。

其次是学术权威的失信。在黑死病之前,希腊-罗马的古典体系是知识世界里不可逾越的绝对权威。在医学范围里,这个权威是盖伦的生理学和希波克拉底的临床医学。两者的理论已经传承了千年以上,没有任何改变了。黑死病的到来让两人所构建的医学体系的不足之处暴露无遗,当时的医生们发现,一直被奉为圭臬的权威竟然毫无作用,只能靠自己的双眼和双手去对付鼠疫,于是催生了"眼见为实"的思想。1365 年前后,勃良第的一名医生写了一部《瘟疫论》,其中有这么一节:

虽说希波克拉底之后还涌现出了大批医学权威，但现在世界各地的医生在应对瘟疫这方面，熟练程度已经远远超过他们任何人了……在这之前，没有人知道竟然会有一种疾病传播得如此广、持续得如此久，更遑论通过长期的实验得出可行的成果了。前人对流行病的论述和治疗，大多引自希波克拉底的著作。从而，今天的医生比前人们积累了更丰富的疾病经验。所谓"知识来自于经验"，诚哉斯言！

我们常说文艺复兴时期解剖学的发展是迈向近代的其中一个因素。照此看来，黑死病倒可以说是解剖学实证精神的滥觞了。

最后是黑死病对中世纪社会结构造成的冲击。欧洲损失了如此巨量的人口，那么人口减少所带来的最直接的打击是什么呢？

翻看当时的英国史，发现英国政府为了保障农业劳动力，陆续颁布了一系列劳工法案，如1349年《劳工法令》(Ordinance of Laborers)、1351年《劳工法案》(Statute of Labourers)。这些政策的出台，无疑反映了黑死病过后劳动力极度匮乏的状况。

本来，封建领主关心的是领土而非领民，一直视领民为"土地的附庸"。但一场黑死病，让领主们醒悟过来，原来这些农奴领民竟然是"生产的主力"，是不可多得的贵重资源。除了统治者之外，农民也开始认识到自己身为人的价值所在。

黑死病之前的庄园，人口已经开始缓慢减少了，黑死病带来的人口激减更是使得土地丧失了束缚农民的力量。租佃制的扩大，促使了劳动力的租赁化。这一现象意味着庄园经济开始崩溃，农奴制度开始衰落。

历史学家在回答"中世纪的秩序如何崩溃，进入近代"这个问题时，总会举出各种各样的因素。但我觉得，在中世纪迈向近代这个历史转换期舞台上，黑死病扮演了怎样的角色是不言而喻的。这绝对是黎明前一幕令人印象深刻的剧情。

在这之后，鼠疫依然有多次反复，如 15 世纪 7 次、16 世纪 7 次、17 世纪 8 次。笛福在《瘟疫年纪事》所描写的 1665 年伦敦鼠疫是最后一场鼠疫疫情。18 世纪之后，鼠疫虽然在俄国、巴尔干地区出现过几次，但也只不过是局部、零星的暴发。19 世纪末，鼠疫死灰复燃，席卷了南非、南美、土耳其、埃及、波斯、中国香港，就连日本也被波及。1904 年，印度死亡 100 多万人。不过在这之后，鼠疫再次偃旗息鼓。第二次世界大战之后，鼠疫在世界范围内都不再是重大的公共卫生问题了。

或许，我们不会再遇到 600 年前那场黑死病梦魇了。但是，谁又能保证 600 年前的鼠疫杆菌不会在某一天改头换面，来个回马枪，杀我们一个措手不及呢？

加缪的名著《鼠疫》的结尾，主角里厄医生看到人们在为鼠疫消退而欢呼雀跃时，心里头却如此想：

> 鼠疫杆菌永远不会死绝，也不会消失，它们能在家具、衣被中存活几十年；在房间、地窖、旅行箱、手帕和废纸里耐心等待。也许有一天，鼠疫会再度唤醒它的鼠群，让它们葬身于某座幸福的城市，使人们再罹祸患，重新吸取教训。

第4章
梅毒：文艺复兴的谎花

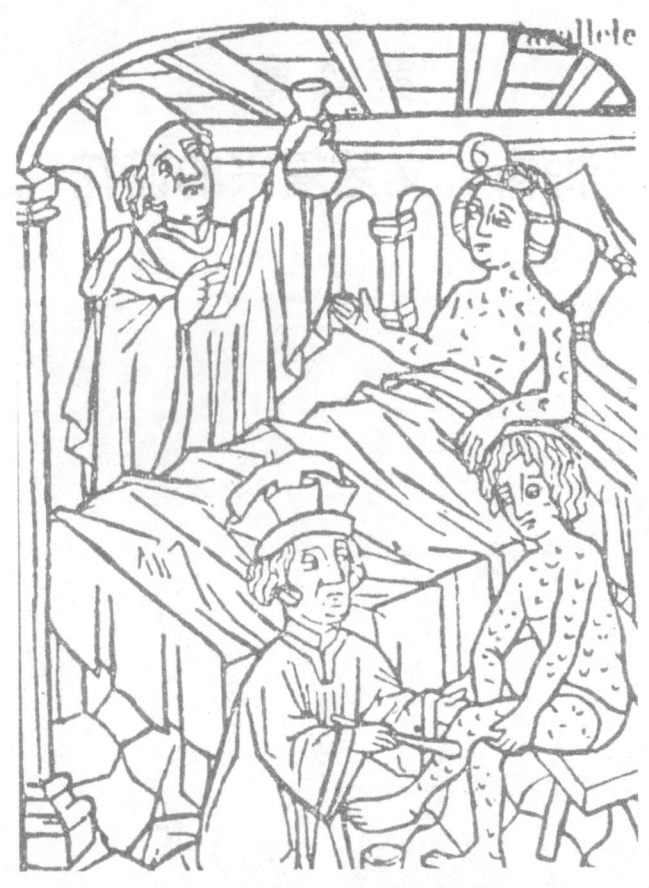

图 26 梅毒病人，15 世纪木版画

登天之乐，下狱之苦

噢，亲爱的老实人！咱们庄严的男爵夫人有个俊俏的侍女，叫作巴该德，你不是认识的吗？我在她怀中尝到的乐趣，赛过登天一般；乐趣产生的苦难却像堕入地狱一样，使我浑身上下受着毒刑。巴该德也害着这个病，说不定已经死了。巴该德的那件礼物，是一个芳济会神甫送的；他非常博学，把源流考证出来了：他的病是得之于一个老伯爵夫人，老伯爵夫人得之于一个骑兵上尉，骑兵上尉得之于一个侯爵夫人，侯爵夫人得之于一个侍从，侍从得之于一个耶稣会神甫，耶稣会神甫当修士的时候，直接得之于哥伦布[1]的一个同伴。至于我，我不会再传给别人了，我眼看要送命的了。

这是伏尔泰的著名小说《老实人》[2]第四章中的一段话。主角老实人在街上闲逛，遇到了以前的老师——哲学家邦葛罗斯。眼前的老师"身上长着脓疱，两眼无光，鼻尖烂了一截，嘴歪在半边，牙齿乌黑，说话逼紧着喉咙，咳得厉害，呛一阵就掉一颗牙"，一副叫花子的模样。老实人吃惊于老师为什么会得这种病，邦葛罗斯就说出了这段话。接着，他又告诉了老实人这个病的来历。

在十全十美的世界上，这是无可避免的事，必不可少的要素。固然这病不但毒害生殖的本源，往往还阻止生殖，和自然界的大目标是相反的；但要是哥伦布没有在美洲一座岛

---

[1] 译者注：傅雷译本《老实人》原文为"哥伦波"。
[2] 译者注：摘自傅雷译，《老实人》，上海译文出版社，2017年。

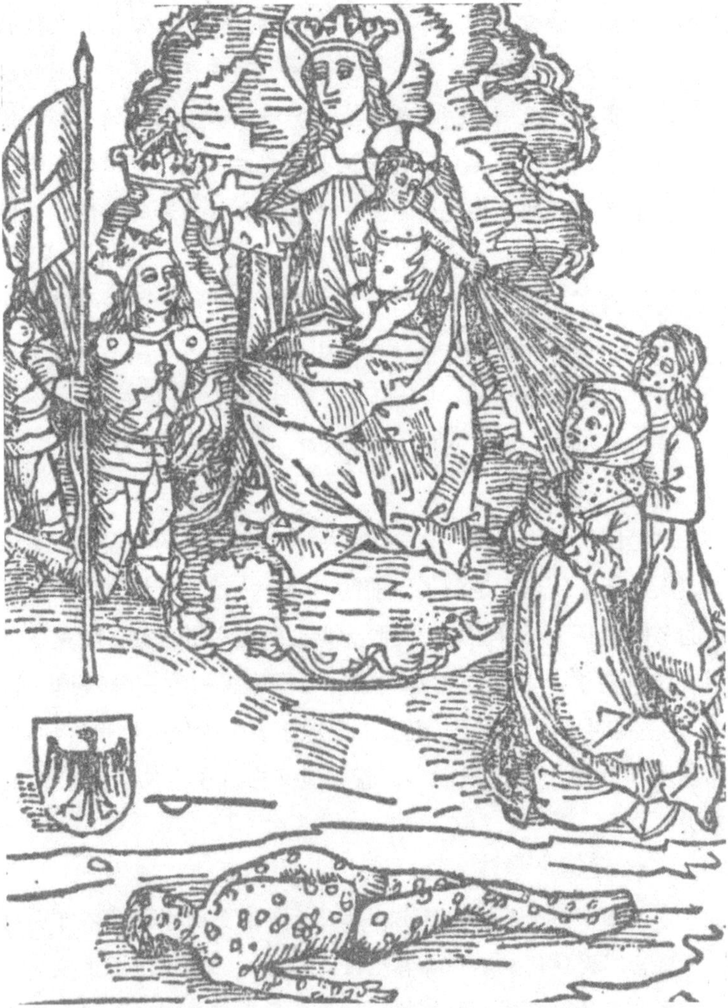

图 27　寓意上帝往人间撒播梅毒的木版画，1496 年

上染到这个病，我们哪会有巧克力，哪会有做胭脂用的胭脂虫颜料？还得注意一点：至此为止，这病和宗教方面的争论一样，是本洲独有的。土耳其人，印度人，波斯人，中国人，暹罗人，日本人，都还没见识过；可是有个必然之理，不出几百年，他们也会领教的。目前这病在我们中间进步神速，尤其在大军之中，在文雅，安分，操纵各国命运的佣兵所组成的大军之中；倘有三万人和员额相等的敌军作战，每一方面必有两万人身长毒疮。

在伏尔泰的笔下，这个恐怖的疾病——梅毒来自哥伦布，传入欧洲之后以燎原之势扩张，在军中造成了三分之二的感染率。这不是文学夸张，事实真的如此。

梅毒（syphilis）是性病（venereal disease）的一种。性病，顾名思义是通过性接触传染的疾病，仅在性器官上出现症状，或初期症状出现在性器官上的传染病。除了梅毒之外，还有淋病、软下疳、股腹沟淋巴肉芽肿（第四性病）等。当中淋病（急性淋菌性尿道炎）和软下疳是远古时期就为人所知的疾病，旧约时代和希腊时代的古文书中就有记载。但是，在15世纪之前，欧洲似乎都没有发生过梅毒蔓延，目前还找不到符合梅毒发病症状的可信记录。

梅毒是由苍白螺旋体感染引起的慢性传染病，一般而言有如下症状。感染后有3周左右的潜伏期。潜伏期过后，进入梅毒一期，会长出硬下疳和淋巴结无痛性肿胀。感染6周之后，沃塞曼反应测试转阳，称为血清阳性期（此前为血清阴性期）。感染约3个月后，进入梅毒二期阶段，病人出现头痛、低热、乏力等症状，全身出现斑疹、丘疹、脓疱，统称为梅毒疹，还会出现口腔溃疡、虹彩炎、关节炎等。不过这些症状会逐渐消退，最后只剩下多发性无痛淋巴结肿大，此时进入潜伏梅毒阶段。感染3年后，进入梅毒三期阶段，病人全身上下出现橡皮肿，组织坏死，鼻部塌陷。感染10～15年后，进入梅毒四期（变性梅毒）阶段，脑部和脊髓被感染，出现麻痹性痴呆、脊髓痨。此外还有发病急剧，病程不会经历那么长时间的急性梅毒，或称突发性梅毒。我们常说的梅毒，多是后天性梅毒，但也有经胎盘感染的先天性梅毒。

15世纪末，梅毒突然袭击欧洲，大举收割生命，其症状之惨烈远胜于以往的性病。即使后来威力减退，达不到"瘟疫"的程度，但也依然深深地蛰伏在文明世界里，给近代社会和文化带来无可估量的影响。

法国病与那不勒斯病

1494年，达·芬奇在米兰画出了《最后的晚餐》。史学家圭恰迪尼却说这一年是意大利"最悲惨时代的第一年"。同年秋天，年轻的法国国王夏尔八世（查理八世，1470—1498年）幻想自己能重现查理大帝的丰功伟绩，挥军入侵意大利。25岁的马基雅维利、19岁的米开朗琪罗亲眼目睹了穿过佛罗伦萨的法国大军，大气都不敢出。这年最后一天，法军攻入罗马烧杀抢掠。翌年，即1495年1月，法军启程罗马，向那不勒斯进发。2月，法军毫不费力地到达了那不勒斯。然而意想不到的是，对垒的两军之间竟然暴发了一场全欧洲前所未见的恐怖瘟疫。

夏尔联军号称三万大军，由法国、德国、瑞士、英国、匈牙利、波兰、意大利和西班牙军队组成。历史上，无论哪个时代，战争都伴随着美酒和美人，这次自然也不例外，于是这种新型疾病便飞速传播开去。著名解剖学家法洛皮奥之父看到此情此景，如此说道："（士兵）强行掳走城寨外的妓女和其他妇女，当中那些模样长得最俏的女子最先被传染了疾病。而和这些女子有过鱼水之欢的法国人也马上染上了病"。甚至还有部队因为这个疾病全灭。夏尔大惊之下，急命放弃攻打那不勒斯，拖着一群残兵败将逃出意大利，精疲力竭地翻过阿尔卑斯山回到法国。远征军解散后，法国、瑞士、德国、波兰的士兵们四散回国，顺道把这种新型疾病——梅毒传播到了欧洲各地。而夏尔本人也因为这个耻病于1498年逝世，终年27岁。

这个新型疾病症状丑恶，致病原因又让人羞于启齿，于是人们纷纷把罪名推到敌方身上。意大利人将这种病称作"法国病"或"高卢病"（morbus gallicus），法国人则把这种病叫作"那不勒斯病"（morbus neapolitanus）。事实上，真正的元凶既不是法国人，也不是意大利人，而是法军中的西班牙士兵，是他们把这个病从西班牙带过来的。

同期的多个记录都显示梅毒这种新型疾病在欧洲暴发性流行。据传巴黎有1/3的居民感染。法国国王弗朗索瓦一世（1494—1547年）娶了一个意大利女人，这个女人曾经是达·芬奇的绘画模特，然后弗朗索瓦一世就被她传染了梅毒，而她又是被前夫传染的。除此之外，很多历史上知名的大人物也罹患梅毒。例如，英国国王亨利八世（1491—1547年）就死于梅毒，他的王后流产、死产也是因为梅毒。

反倒是诗人们竭尽所能地讴歌梅毒。流浪诗人弗朗索瓦·维庸（1431—1489年）是梅毒病人，他写过一首《梅毒谣》(*Ballade sur la grosse vérole*），非常准确地描写了这种疾病。金匠本韦努托·切利尼（1500—1571年）在其著名的《切利尼自传》中也提到"法国病"在罗马如同瘟疫般蔓延，他自己就被传染了，经历了一场生不如死的痛苦体验。

综上可知，1495年是梅毒这一可怕的疾病附身文明世界的命运之年。同年，文艺复兴的气息也正在欧洲土地上酝酿着、氤氲着。

文艺复兴的阴霾

文艺复兴是一个热情洋溢的时代，正如傅克斯《欧洲风化史：文艺复兴时代》中所说："人们仿佛是一致地同时投入授粉行为，全世界都沉浸在创造的欢乐之中。每个人都有这样一种体会：似乎在自身内部孕育着未来，孕育着一个新的世界。"[1] 就像波提切利所画的维纳斯，女神的面部表情似乎在告诉我们，这是一个华丽、优雅、奢华、陶醉的世界。但事实不止如此，在充满着生命激情的遮羞布下，这还是一个阴谋、刺杀、抢掠、暴行、剽窃、诈骗横行的血腥时代。无论城市还是乡村，普通百姓的生活水平和中世纪并没有什么不同，只能在社会动荡的风雨中随波逐流。

在文艺复兴时期长大成人，踏入社会的青年们，要说他们所希望的"欢乐"，排在第一位的必然是肉欲。在"解放人"的口号之下，性自由也成了社会共识，娼妓业这一社会泄洪口也快速繁荣起来。

---

[1] 译者注：摘自侯焕闳译本（辽宁教育出版社，2000年）。

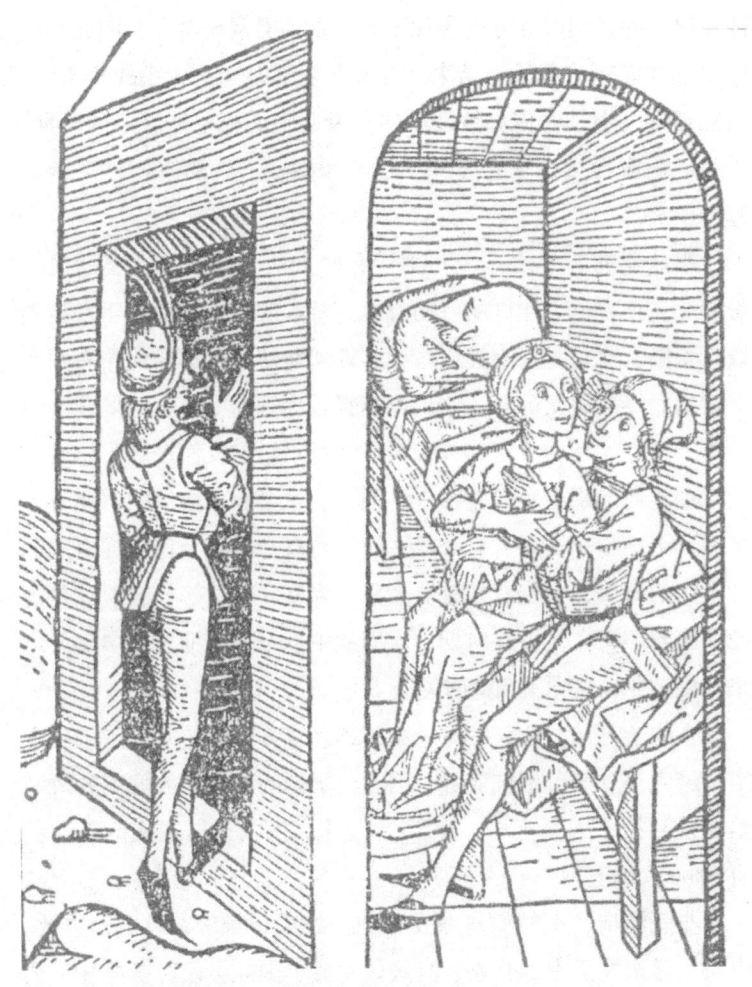

图 28　文艺复兴时期的妓院，15 世纪木版画

文艺复兴也是战乱后的黎明时代。娼妓是战争永恒的附属品。无论古今中外，每一场战争都上演着"败方女性沦为胜方男性性奴"的悲剧。胜方的男性不缺美食，但常缺美女，因此娼妓的出现才能标志着战争结束。在文艺复兴时期，大小战争不断、内乱频出，娼妓业借着性解放的东风迎来了史上最繁荣的时期。于是，病魔梅毒在文艺复兴、战乱和娼妓三者的簇拥之下翩然起舞。

娼妓业的历史之古老甚至让有些人认为妓女是人类的第一份职业。在古代，印度的寺庙舞女、日本的神社巫女属于宗教娼妓；希腊、罗马时期有性奴，也有像阿斯帕西娅那样能左右一国命运的高级名媛交际花；中世纪基督教会表面上打击娼妓业，但一夫一妻制的社会习俗和神职人员终身不婚制反而助长了娼妓业的发展，何况娼妓税还是国王、领主、教会和自治体的重要收入来源；十字军东征时，有大批军妓；在召开宗教会议或拥有国际性市集的城市，必定有妓院。战乱、瘟疫、饥荒等社会混乱是娼妓的来源。在文艺复兴时期，人们从中世纪性压抑思想中解放出来，娼妓业也达到了鼎盛时期。

在这个时代，欧洲的每个小镇都有官方注册的妓院。旅店和浴场绝大部分兼营娼妓业务。因为公娼制的存在，大城市的政府给妓院划拨了大量土地。在15世纪末，罗马注册在案的妓女就有6800人以上。

花魁游街，军妓们身兼女仆和性奴双重身份，君主、主教、市长们靠娼妓税中饱私囊，高级妓女成了国际会议、祭典甚至艺术的主角……据蒙田（Michel de Montaigne）的记载，光是在威尼斯，生活之奢华堪比一国之后的高级妓女就有150人。相关编年史显示，1509年，威尼斯总人口为30万，当中有11 654人是妓女。在八方商客、船家云集的威尼斯，有将近 1/2 的女性靠性工作为生。威尼斯是莎士比亚作品的舞台，而娼妓则是威尼斯财富的基础。因此，当局非常注重保护妓女。著名讽刺诗人阿雷蒂诺（1492—1556 年）的另一面就是君临威尼斯娼妓业界的大老板。文艺复兴那绚烂多彩的社会和文化底蕴之下，孕育出了一朵名为"娼妓"的黑色罪恶之花。

在整个欧洲沉湎于放纵时，梅毒突如其来地出现了。文艺复兴时期人们认为，最高贵的事物中却偏偏混进了梅毒这个最可怕、最污秽的疾病。如果是《老实人》中那位飘逸自在的哲学家邦葛罗斯，他应该会胡诌说"这个病是上帝的杰作，不会从这个美妙的世界上消失"之类的话吧。但在普通人眼中，这无异于晴天霹雳，仿佛头上挨了一记闷棍。

哥伦布的礼物

欧洲人有过鼠疫、麻风病等各种瘟疫的经验，于是打从一开始，他们就对这个将"登天般的乐趣"化作"地狱般的苦难"的新病毒打从哪儿来非常关注。学者、诗人、市民等各个阶层的人围绕梅毒的起源各抒己见，展开了激烈的争论。

关于梅毒起源，有欧洲起源说和美洲起源说两个阵营。前者认为梅毒早在旧世界就已经存在，是一种非常古老的疾病。持这一观点的人举出了好几项证据，如那不勒斯的乔万娜的娼妓法令，上边的某些条文可以证明 1492 年前已经存在梅毒；第戎、沃尔姆斯颁布的政令也有条文证明梅毒在中世纪时已为人所知；此外，丹麦也发现了一批用意大利语写的材料，里面有一份关于"法国病"的处方。但是，这些证据都不能真正支撑起欧洲起源说。况且直至目前，整个欧洲都还没出土一个反映梅毒病变的古人骨材料；埃及木乃伊的X线片也没发现梅毒痕迹。倒是30多年前有新闻报道说法国发现了石器时代的人骨上有梅毒痕迹，但没过多久就被证明是其他疾病。当然，我们无法断言哥伦布之前的欧洲不存在梅毒，但即便存在，那时候的梅毒也只能算是罕见病，肯定不是1495年梅毒疫情时那种症状明显的凶悍疾病。

如此说来，梅毒是起源于美洲吗？即使美洲起源说无法被完全实证，但考虑到梅毒存在于西半球、早期航海家在与沿海原住民交流过程中感染梅毒等情况，或许美洲起源说更接近真相。30多年前，美洲起源说还缺乏决定性的物证。但最近，美国俄亥俄州、新墨西哥州和秘鲁共和国等地展开了横跨美洲的远古原住民人骨古病理学调查工作，得到了与梅毒病变相关的物证。

然而，我们还不能贸然下结论。因为哥伦布回到欧洲的时间和那不勒斯暴发梅毒疫情的时间相隔太近了，这点很难解释清楚。据某位法军军医的手稿记载，梅毒是由居住在内陆的印第安人传给沿海的其他民族。如果这是真的，那要找到感染源又多了一道难题。另外，甚至有俄罗斯学者认为美洲的一些民族越过了白令海峡进入西伯利亚，与当地人混血并带来了梅毒，再从东北方的西伯利亚传入欧洲。然而，综合目前各种说法，必须承认美洲起源说的确比较有说服力。

哥伦布发现新大陆，给欧洲带来了无可估量的财富。除了黄金之外，人们还知道了烟草、土豆、可可等新物资，但哥伦布航海带回来的"礼物"当中，还有一个给近代文明蒙上阴影的东西——梅毒螺旋体。

梅毒传入日本

无论梅毒起源于哪里，15世纪末以后关于梅毒的文献和物证都逐渐丰富起来。利用这些材料，我们应当能够回溯哥伦布从帕洛斯港上岸将梅毒传到西班牙后的梅毒的传播路线。

西班牙的一名理发师外科医生[1]——迪亚士·德·伊斯拉遗留的手稿中描写了梅毒首次登陆文明世界的情景。

这个疾病是哥伦布船队第一次出海时，从伊斯帕尼奥拉岛（海地岛）带回来的。这座岛上的印第安人很早以前就已经有这种病了，哥伦布一行人去到当地染上了这一风土病，带病返航。1493年，哥伦布光荣归国，在巴塞罗那谒见了金主——伊莎贝拉女王。在他高兴地禀告航海的成功时，这一奇病已经悄无声息地蔓延到整个巴塞罗那了。翌年，即1494年，法国国王夏尔组建意大利远征军，招募了多国的雇佣兵，当中就有不少已经患上病的西班牙人。于是，法军进驻意大利之际，这个病在意大利暴发，并在极短时间内发展成瘟疫，席卷全欧洲。

这是给身患梅毒的普通人治疗过的贫贱理发师医生的记载，真实性应该有保证。

梅毒在1495年传到德国、法国和瑞士；1496年传到荷兰、希腊；1497年传到英格兰和苏格兰；1499年传到匈牙利，还兵分两路经波兰传到俄罗斯。此外，西班牙征服者（conquistador）们又把梅毒带到了美洲，让美洲的梅毒病人数实现了零的突破。

---

[1] 译者注：理发师外科医生（barber surgeon）。在中世纪欧洲乃至文艺复兴时期，理发师因为同属"使刀匠"的原因，时常兼任外科医生的工作。类似的还有浴场医生。

当时的人们给这个新型疾病取了五花八门的名字，当中以意大利人取的"法国病"流传最广。英国人称梅毒为 greatpox，用以和天花（smallpox）相对。法语也用了同义的 la grosse vérole 来称呼梅毒。1530 年，维罗纳市出版了医生兼诗人法兰卡斯特罗（1478—1553 年）的拉丁语长诗《西斐留斯：高卢病》(*Syphilis sive morbus gallicus*)，自此之后，梅毒（syphilis）这个叫法便在欧洲传开了。Syphilis，即希腊神话中的牧童西斐留斯（Syphilus），本是个眉清目秀的青年，因为说了太阳神的坏话而被惩罚，身患恶疾。法兰卡斯特罗的这篇医学长诗中，西斐留斯身患的恶疾，症状就同梅毒。

梅毒在欧洲大陆飞速扩散的同时，还随着大航海时代的波涛，以骇浪之势传到东方。先是 1498 年前后，印度航路发现者——瓦斯科·达·伽马一行登陆卡利卡特。然后是 1496 年，葡萄牙人向印度果阿请求通商。自此之后，欧洲开始了与亚洲的沟通，梅毒也先传入印度，然后波及到马来半岛，在 16 世纪初传到中国广东，并沿水路北上，扩散至中国全境。在中国，梅毒被称为"广东疮"或"杨梅疮"。

彼时正与中国（明朝）互通的日本，没过多久也传入了梅毒，时年永正九年（1512 年）。梅毒最先出现在关西，翌年波及至关东。竹田秀庆《月海录》载，当年有一种叫唐疮（又名琉球疮）的新型疾病流行。从记载来看，这个病显然就是梅毒。从名称推测，梅毒是经中国或琉球传入日本的。

日本很多文献都记载了梅毒侵袭初期的情况。据这些记载，梅毒在日本飞速蔓延，不分高低贵贱，所有病人身上都出现了严重的症状。当时的日本又恰好处在战国乱世，很多著名的战国武将，如结城秀康、大谷吉隆等都患上了梅毒。

顺带一提，首批来到日本的欧洲人是葡萄牙人。以葡萄牙人登陆种子岛为契机，火枪传入了日本。然而，火枪传入日本发生在天文十二年（1543 年），比梅毒整整晚了 30 年！猜想是倭寇，抑或是中国船员在印度、中国的港口城市被当地女性传染了之后，又把梅毒螺旋体带到了日本。我们可以发现，梅毒传入日本离哥伦布归航不到 20 年，离达·伽马登陆印度也才过了短短 4 年。伏尔泰在《老实人》中写道，"不出几百年"，中国人和日本人也会"领教"梅毒的滋味。事实却是梅毒的传染速度远超伏尔泰的想象。位于远东的日本，首次传入的西方物质文化是火枪，首次传入的西方思想文化是基督教，但比两者更先一步传入的西方文化，竟然是梅毒。

鼻烂嘴歪

1495 年，占领了那不勒斯的法军里暴发了梅毒，其症状之凶狠为今天的梅毒所不见。据当时记录显示，患病病人首先全身起溃疡性疱疹，溃疡好了之后会结痂。继皮肤症状之后，病人鼻部、咽喉、口腔组织出现溃烂，并出现肿瘤，伴随骨痛。此时的病人容貌可怖，就像伏尔泰《老实人》中所描写的"鼻尖烂了一截，嘴歪在半边"那样，连家人都不待见他。再加上梅毒有时候还会有并发症，很多人因此而死。即使幸运捡回一条命，身体在很长时间内都会非常憔悴孱弱。一开始，梅毒病人被送往麻风病院隔离，结果连麻风病病人都不愿意和他们待在一起。很多地区不得不另外修建专门的梅毒隔离病院。

梅毒初次大流行那段时间，人们还没能正确理解它和性行为

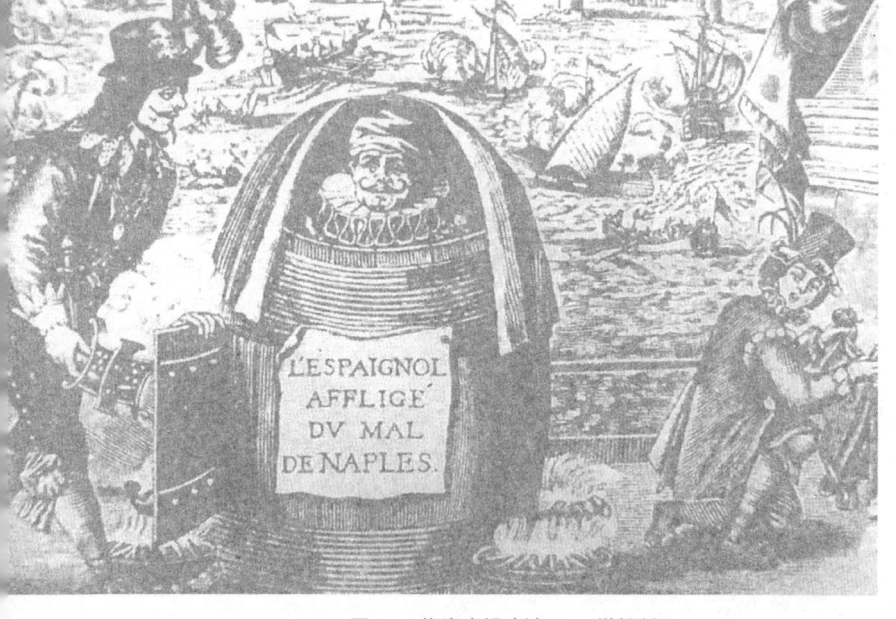

图29 梅毒水银疗法，17世纪版画

的联系，也不清楚梅毒三期的症状和梅毒一期的起疹其实是同一个病。加上当时的疾病还带有宗教色彩，很多神学家都认为这个肮脏的疾病是上帝降下的天罚。梅毒病人尊狄俄尼索斯和米诺斯为守护圣人，纷纷跑到两者的神庙里巡礼。

受过高等教育的医生拒绝治疗梅毒，把病人推给低层的理发师外科医生和浴场医生。这些医生把梅毒当成疥癣来治，而他们治疗疥癣的方法则是外敷水银制的药膏。德国人文主义者、马丁路德的挚友乌尔里希·冯·胡滕（1488—1523年）体验过水银熏蒸疗法，对其中痛苦心有余悸。这位放荡不羁的大诗人曾经写诗抒发过"活着是多么令人高兴"，但就连他也无法摆脱梅毒这个文艺复兴的毒手。事实上，很多人没死于梅毒，反倒死于治病时的水银中毒。

另外，愈创木被认为是比水银更有效的药物，于是欧洲从新世界大量进口愈创木，相关的贸易从业者大赚了一笔，尤其是富格尔家族的奥格斯堡金融公司更是在这场贸易中脱颖而出。在16世纪，富格尔家族已成为德国的一大财阀，其财力甚至足以支配教宗。而这个家族的财富，有相当一部分是多亏梅毒才积累起来的。

16世纪中叶，维罗纳医生法兰卡斯特罗、鲁昂医生让·德·贝当古等证明了这个病其实是性病（morbus venerus），即通过性传播的传染病。此后梅毒病人便被视为罪人，人们认为断食、催泻、水银疗法促汗等痛苦疗法是病人应受的惩罚。

然而没过多久，梅毒蔓延到了法国、英国、西班牙宫廷的主教阶层等贵族之间。梅毒病人不再遭人白眼，反倒是没得过这个时髦（gallant）的病才叫丢人，证明你修养不够。伊拉斯谟甚至挪揄没有梅毒的贵族是"低级的臭乡巴佬"。这个时代刮起了一股推崇爱情和冒险的骑士风潮，而梅毒就是世人眼中骑士风潮的象征。到了洛可可时代，梅毒甚至不再被认为是耻病，而是"丘比特之箭"所引起的中毒。伏尔泰（1694—1778年）曾写诗赞颂弗朗索瓦一世的梅毒，把梅毒疱疹比作"性爱的花环"（corona veneris）。他还另外写了一首诗给一位身患梅毒的美妇。

梅毒与性爱如此密不可分的联系，使得它对近代的思想、文化产生了深远影响，渗透到人类生活的方方面面。例如，这一时期的男性群体之间掀起了一股戴假发的潮流，就是因为梅毒病人大多有脱发现象所带起来的（一说认为戴假发是用来预防斑疹伤寒的媒介——跳蚤）；又如自罗马时代以来一直是欧洲民众社会

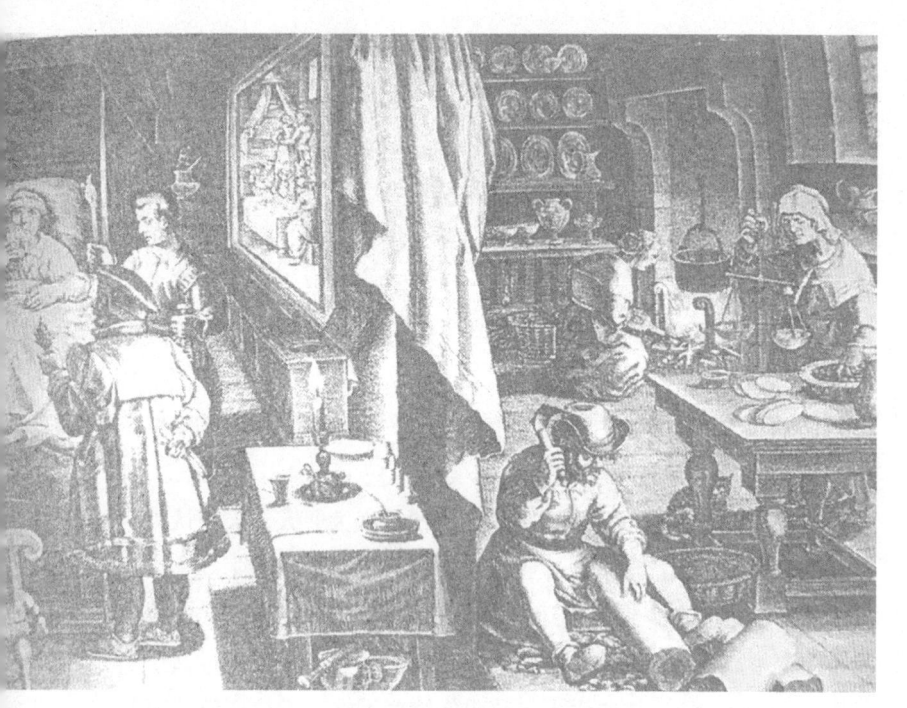

图 30 愈创木治疗梅毒

风俗之一的公共浴场急剧减少,也是因为坊间认为公共浴场是梅毒的传播渠道。

所谓"文明"

1530 年前后,医学才终于证明了梅毒的主要病因是性接触传染,但日夜担惊受怕的民众早已隐隐约约认识到这一点了。出于经验性知识,民众对梅毒的敌意,首先释放到了被认为是感染源的娼妓群体之上。

早在 1496 年，博洛尼亚、费拉拉等城市已经在驱逐娼妓了。法恩莎镇则颁布法令，所有娼妓均须接受体检，患法国病者不得营业。另外，还驱逐了患病的流浪汉，禁止居无定所者流入。1496 年，贝桑松、苏黎世驱逐了娼妓和身患"那不勒斯病"的外国人。1497 年，纽伦堡实施了同样的举措。1496 年，罗马的理发店禁止重症梅毒病人进店。1497 年，班贝格禁止梅毒病人出入酒馆和教堂，以免与健康人群接触。

政府也很早就开始修建专门收容梅毒病人的隔离病院。1496 年，维尔茨堡最先建起；1497 年，弗莱堡也建成了；1505 年，汉堡建起了第三所。1505 年，费拉拉修建了梅毒医院；1552 年，威尼斯规定所有"法国病"病人都要入院治疗。

通过这些严格的隔离手段，再加上水银疗法等治疗，到了 17—18 世纪，梅毒的威胁已经渐趋弱小了。但是，只要梅毒一天还与性这个私密行为不可分，那么人们对于梅毒的恐惧就一天都无法从脑海里消去。D. H. 劳伦斯指出，莎士比亚的悲剧中透露出的那种恐惧与绝望，是他意识到梅毒的恐怖，大受震撼之下所产生的。这种深入骨髓的本能恐惧也是清教徒人数越来越多的一个原因。这么一看，梅毒从美洲传到欧洲，欧洲又把清教徒送去了美洲殖民，某种意义上也算是"礼尚往来"了，只是这个"礼尚往来"也实在巧合得很。

随着法国大革命的爆发，新市民阶层的思想成为主流。随着社会意识的进步，人们对梅毒的旧观念消失了，在个人的恐惧之上更多了一层社会责任感。例如，在易卜生等 19 世纪文豪们的作品中，梅毒被视为一种社会恶，成了深刻的文学题材。另外，梅毒也被视为严肃的国家社会问题加以认真讨论，各文明国家纷纷把梅毒检测、梅毒治疗作为公共卫生的重要课题。

近代欧洲有不少名人苦于梅毒。以音乐家为例，31岁便英年早逝的弗朗茨·舒伯特，死因之一就是梅毒。他在25岁写《未完成交响曲》时，身体已经开始出现症状了。翌年，症状恶化，他住进了维也纳市立医院接受水银治疗。在住院期间，他经受着身心两方面的失意和痛苦，但仍然谱写出了《美丽的磨坊女》第一乐章。舒伯特因为头长毒疮，不得不剃掉头发，戴上假发，左手也因剧痛无法弹奏钢琴。此后，梅毒引发了剧烈的头痛，舒伯特的身体抵抗力飞速下降。

时至今日，随着青霉素等化学药物的研发成功，梅毒已经不成气候。但是，正因为这些药物疗效显著，反而有可能致使我们轻视梅毒。另外一个我们不能忘记的是，娼妓业是无法根除的。随着世界的交流沟通日益扩大，现状反倒如一句谚语——"文明即梅毒"（civilization is syphilization）所述那样。

在过去的中世纪，用西格里斯特的话说，是一个集体主义的时代，所以那个时代的主流疾病也是诸如麻风病、鼠疫、舞蹈病之类的群体性疾病。按这个逻辑，在倡导个性解放的文艺复兴时代，由于个人行为而得的疾病——通过性行为感染的梅毒便是典型例子——出现，也算是疾病的历史规律之一了。

新大陆的发现作为文艺复兴运动的一环，梅毒就是其赠品。欧洲人为侵入新大陆、掠夺黄金、屠杀原住民、不断榨取富饶的殖民地等行为，付出了相应的代价。血液中流淌的苍白螺旋体就是烙在他们身上难以磨灭的印记。我们必须铭记在心——人类若对文明傲慢，文明就会给予相应的反击。

第 5 章
工业革命与结核病

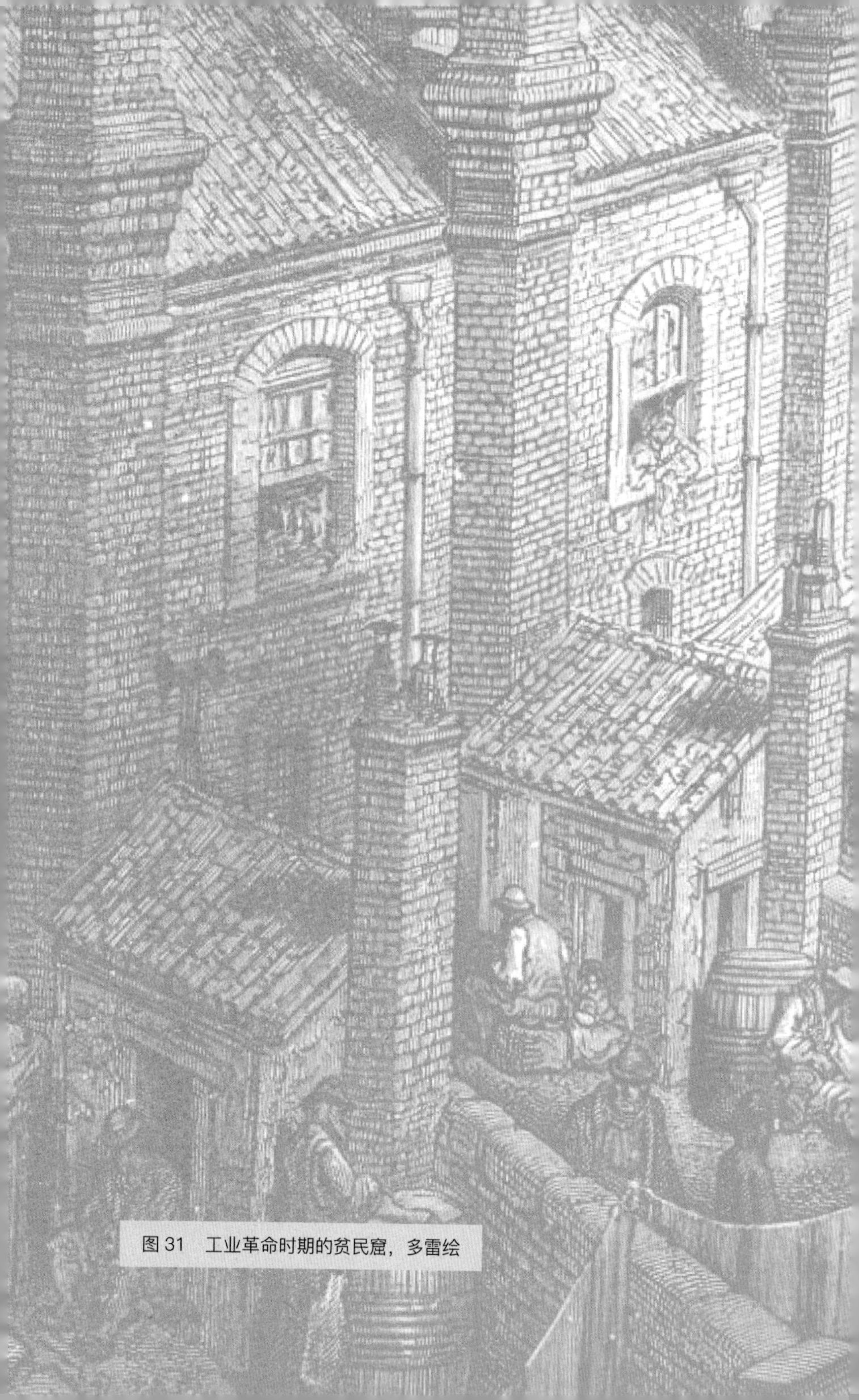

图 31 工业革命时期的贫民窟，多雷绘

泰晤士河畔的青年

19世纪初，英国伦敦，一个刚满20岁的外国青年感叹道："从海面向伦敦桥溯流而上时看到的泰晤士河的景色，是再动人不过的了。"彼时，年轻的维多利亚女王正住在白金汉宫中；伦敦的畅销作家查尔斯·狄更斯写出了《圣诞颂歌》；德国作曲家门德尔松在这座城市首次演奏了《苏格兰交响曲》。

  在两边，特别是在乌里治以上的这许多房屋、造船厂，沿着两岸停泊的无数船只，这些船只愈来愈密集，最后只在河当中留下一条狭窄的空间，成百艘轮船就在这条狭窄的空间中不断地来来去去。这一切是这样雄伟，这样壮丽，简直令人陶醉，使人还未踏上英国的土地就无法不对英国的伟大感到惊奇。

这位青年不是普通的游客，他的名字叫弗里德里希·恩格斯（1820—1895年）。那时候的他已经走上了革命思想家的道路，在立于泰晤士河畔之际，他目睹了已晋升为世界工厂的英国。但是，光是这样显然不可能让恩格斯"对英国的伟大感到惊奇"。在繁华的背后，英国付出了怎样的牺牲，这些牺牲又被隐藏到了哪里，目光锐利的恩格斯不可能注意不到。

  只有在大街上挤了几天，费力地穿过人群，穿过没有尽头的络绎不绝的车辆，只有到过这个世界城市的"贫民窟"，才会开始觉察到，伦敦人为了创造充满他们城市的一切文明奇迹，不得不牺牲他们人类本性的优良品质；才会开始觉察到，潜伏在他们每一个人身上的几百种力量都没有使用出来，

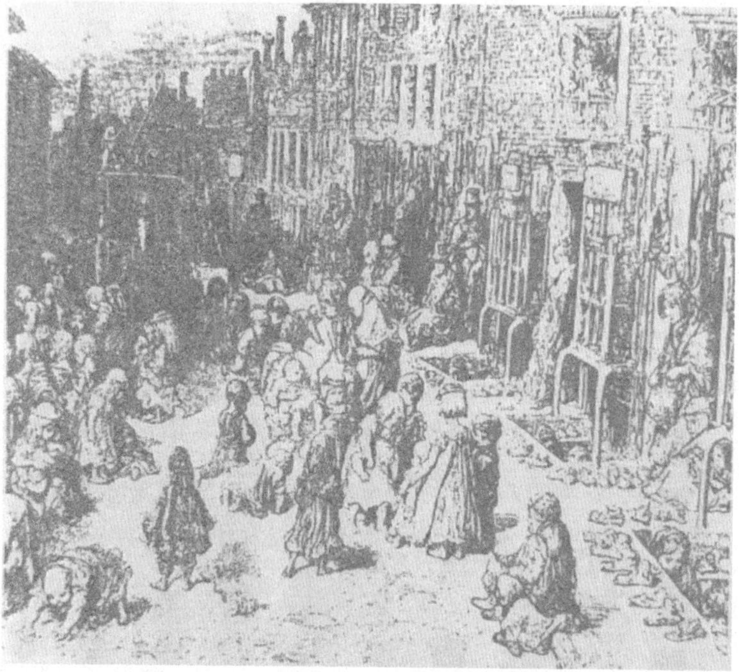

图 32　工业革命时期伦敦的贫民区

而且是被压制着,为的是让这些力量中的一小部分获得充分的发展,并能够和别人的力量相结合而加倍扩大起来。

在伦敦游历了 21 个月,耳闻目睹了英国工业革命进程之后,1844 年,24 岁的恩格斯在巴黎与马克思重逢,开始写作《英国工人阶级状况》[1],并于翌年正式发表。上述两段充满朝气、激情洋溢的引文,就是摘自其中一个章节。

---

[1] 译者注:《英国工人阶级状况》的引文译文均摘自《马克思恩格斯全集》第二卷《英国工人阶级状况》。上述两段引文出自《英国工人阶级状况·大城市》。

《英国工人阶级状况》以工业革命发展的典型例子英国为例，通过具体的实际调查，解释了社会战争是资本主义的必然结果。此书在社会思想史上的意义自不待言，作为了解当时社会状况的史料也有非常高的价值。更巧的是，恩格斯在书中也谈到了工业革命与疾病这个剪不断理还乱的问题。

没有破坏的破坏性革命

相信没有人会怀疑，我们现在居住着的日本社会是资本主义社会，我们现在所拥有的文明是机械文明。而无论是资本主义社会还是机械文明，都是工业革命的产物。工业革命是没有破坏的革命，没有开枪，没有流血，然而所带来的变革却比人类历史上任何破坏性革命来得更彻底。

英国工业革命如火如荼之时，欧洲大陆掀起了法国大革命，暴动、屠杀、处死等一系列血腥事件，震撼了同时代所有人，让人亲身体验到革命的动荡。同一时间，海峡对岸的英国，曼城小镇里的工厂，自动纺织机还在吱呀作响，没有人感受得到自己正在经历着世界历史的转折。但就是这么一台机器的吱呀声，蕴藏着的革命力量要比颠覆政府、送国王上断头台更为庞大，而且在吱呀声中，革命已经悄然开始了。

工业革命始于机器。不同于人类，机器不知道疲倦，即使工作时间延长，效率也不会随之降低，所以工厂里的机器都是不分日夜地开动着的。于是就发生了马克思在《资本论》中所说的"工厂的全部运动不是从工人出发的，而是从机器出发的[1]"在工厂中，是工人服侍机器[2]""机器不是使工人摆脱劳动，而是使工人的劳动毫无内容[3]"，从而使得恩格斯口中牺牲了"人类本性的优良品质"的工厂工人数以万计地涌现，沉淀到各大城市的贫民窟中。可见，工业革命、疾病的因果及劳动问题组成了一个三角关系。

工业革命之初，资本家采用了机器化生产。由于机器不知道疲倦，所以资本家们对工人的劳动时间不加限制，越长越好。恩格斯写作《英国工人阶级状况》时，英国工人的名义劳动时长为12小时，后来在1847年缩短到10小时。然而，为了夜间机器不停工，资本家们创造出了夜班这个新制度。

可怜的杰克

比起劳动时长，更为严峻的是童工和女工问题。马克思就指出"就机器使肌肉力成为多余的东西来说，机器成了一种没有肌肉力或身体发育不成熟而四肢比较灵活的工人的手段。因此，资本主义使用机器的第一个口号是妇女劳动和儿童劳动"[4]。对此恩格斯写道：

如果读到一件件残酷且野蛮的事情，读到孩子们怎样光着身体被监工从床上拖起来，手里拿着衣服就在拳打脚踢下

---

1 译者注：摘自《马克思、恩格斯文集5：〈资本论〉第一卷》，人民出版社，2009年，484页。
2 译者注：同上，486页。
3 译者注：同上，487页。
4 译者注：同上，453页。

被赶进工厂,他们的梦魇怎样被拳头所驱散,他们又怎样在工作中呼呼睡去,一个在机器刚停住时就睡去的可怜孩子怎样在监工的吆喝下惊跳起来,闭着眼睛重复平时的操作;如果读到,累得走不回去的孩子怎样藏在干燥室的羊毛堆里睡觉,只有用皮鞭才能把他们赶出工厂;数以百计的孩子每天晚上回家时怎样疲倦到由于瞌睡和食欲不振而吃不下晚饭,他们的父母发现他们跪在床前,原来他们在那里祷告的时候睡着了……[1]

此外还有机器排挤成年男性工人、工厂大量招聘女工和童工、男女关系颠倒、家庭结构瓦解等,约克郡某位工人所写的一封信中描述了这种情况[2]:

他走近他的小屋的时候,您想,他看到了什么?一间又湿又低的地下室,家具就只有两把旧椅子、一张三条腿的圆桌、一只箱子,没有床,只是墙角有一堆陈麦秸,上面盖着两条脏床单,火炉旁有两个木墩子。可怜的杰克坐在火炉旁的一个木墩子上,您想想看,他在干什么呢?他在用缝衣针替老婆补袜子。可怜的杰克很不好意思,他说:"我知道这不是我干的活,可是我那可怜的老婆在工厂里;她早晨五点半就到那里去,一直要工作到晚上八点,回家时已经累得啥也不能干了。所以只要是我能做的,我就得替她做。我没有工作,已经三年多没有工作了,我这一辈子再也找不到事情了。"说着就痛哭起来。

---

1 译者注:摘自《英国工人阶级状况·各别的劳动部门、狭义的工厂工人》。
2 译者注:同上。

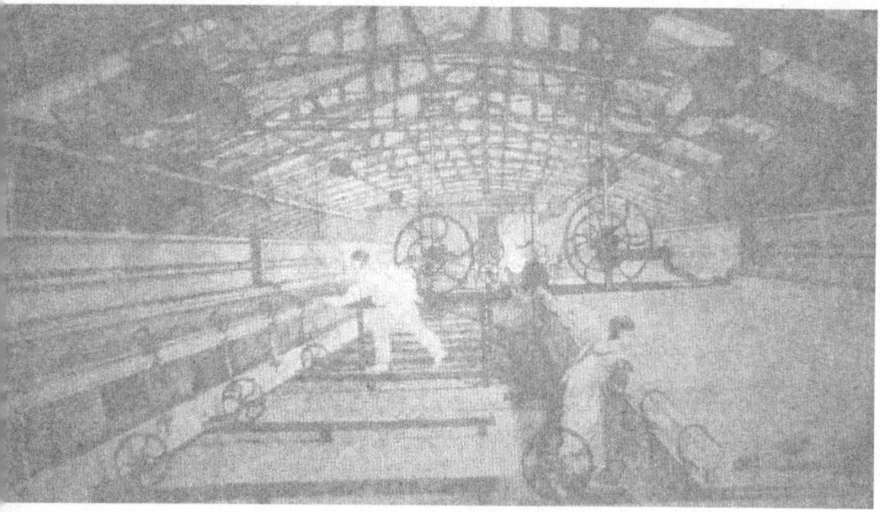

图33　阿克莱特创办的纺织工厂

工业革命之前，即"在使用机器以前，纺纱织布都是在工人家里进行的。妻子和女儿纺纱，作为一家之主的父亲把纱织成布；如果他自己不加工，就把纱卖掉。这些织工家庭大部分都住在靠近城市的农村里，靠自己挣的钱也能生活得不错"[1]。昔日劳动致富与健康田园生活相结合的"美好的老英国"（Old Merry England）已经一去不复返了。

手工业时代的田园牧歌环境有多美好，机器轰鸣的工厂劳动环境就有多恶劣：

工厂里的空气通常都是又潮又暖，而且多半是过分地

---

[1] 译者注：摘自《英国工人阶级状况·导言》。

暖；只要通风的情形不很好，空气就很恶劣，令人窒息，没有足够的氧气，充满尘埃和机器油蒸发的臭气；而机器油几乎总是弄得满地都是，并且还渗到地里。[1]

童工和女工就是在这种环境的工厂里，一边经受着机器轰鸣音的神经折磨，一边把一天的大半时间花在单调的重复劳动上。当结束了这一天的工作之后，等待他们的，却是更加肮脏的贫民窟生活。

半倒塌的小宅子

工业革命催生了黑乡（black country）和贫民窟。黑乡是众多无产阶级（不问年龄、性别）的工作地，而贫民窟则是他们的居住地。机器劳动带来了人口分布的巨变，大量人口涌入城市，从而挤压了有限的城市基础设施，导致伴随着工业革命而产生的无产阶级面临无家可归、无房可住的窘境，于是就出现了贫民窟这一新型居住环境。恩格斯指出，这种环境很容易成为疾病的温床。在这之前，恩格斯先是用愤怒的语气控诉了一番贫民窟的实况，他举出了好几个例子，我们这里选取曼彻斯特的一条贫民窟街道探其究竟：

四周都是很高的工厂、很高的河堤和盖了房子的河岸。在这块凹地里，密集着两片小宅子，共有两百所左右，大部

---

[1] 译者注：摘自《英国工人阶级状况·各别的劳动部门、狭义的工厂工人》。

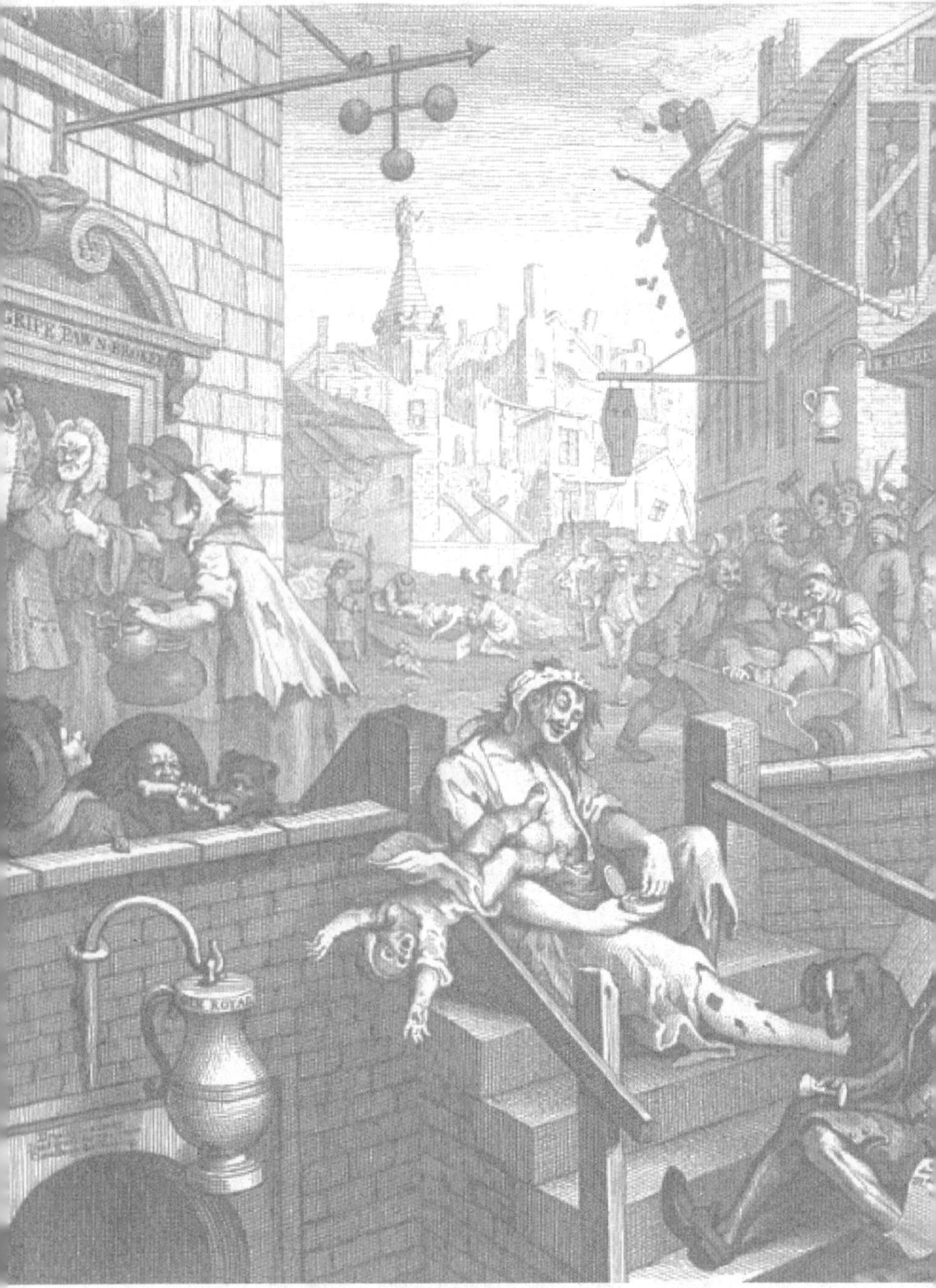

图 34 伦敦的贫民街道琴酒巷,威廉·霍加斯绘,1751 年铜版画

分都是两所共用一堵后墙，一共约有 4000 人住在这里……小宅子都很破旧、肮脏，小得不能再小；街道坑坑洼洼，高低不平，大部分没有铺砌，也没有污水沟。到处都是死水洼，高高地堆积在这些死水洼之间的一堆堆垃圾、废弃物和令人作呕的脏东西不断发散出臭味污染着周围的空气，而这里的空气由于成打的工厂烟囱冒着黑烟，本来就够污浊沉闷的了。妇女和孩子们到处走来走去，穿得破破烂烂，就像在这里的垃圾堆和烂泥坑里打滚的猪一样肮脏。在这种半倒塌的小宅子里，在蒙上一层油布的破窗后面，在门框已经半腐朽了的裂开的门后面或阴暗潮湿的地下室里，在这种难以想象的肮脏恶臭的环境中，在这种似乎是被故意毒化了的空气中，在这种条件下生活的人们，的确不能不下降到人类的最低阶段。但是，如果又听说，这些最多包括两间屋子、一间阁楼有时再加上一间地下室的小破房子，平均每幢要住上 20 个人；听说在这个区域里，大约每 120 人才有一个厕所（不用说，这厕所多半也是根本不能使用的）。[1]

此情此景，我们不难猜想住在贫民窟的人们身上穿的、嘴里嚼的究竟是什么东西了。甚至还有不少家庭衣衫褴褛、足不履靴，不仅没有像样的家具，连睡觉的床上用品都只能将就将就。食物也只够充饥，当中有一部分人是直接饿死的，但大多数人是间接饿死，即"经常挨饿引起不可救药的疾病，因而增加了牺牲者的数目"。然而：

---

[1] 译者注：摘自《英国工人阶级状况·大城市》。

对待死人也并不比对待活人好些。穷人死了就像埋死牲畜一样草草了事。在伦敦，埋葬穷人的圣布莱德斯公墓是一块光秃秃的泥泞地，它从查理二世以来就被用作墓地，里面到处是一堆堆的白骨。每到星期三，一星期内死掉的穷人都被抛到一个 14 英尺深的坑里，神甫匆忙地祈祷，人们在坑上松松地盖上一层土，以便下星期三重新挖开，再往里面扔新的尸体，一直到坑满得不能再填的时候为止。因此，尸体腐烂的气味把附近的整个地区都熏臭了。[1]

眼睛凹陷的幽灵

机器一旦发动就不会停止，在那毫无情感可言的吱呀声之下，藏着无数工人遭受压迫和剥削的血泪。工业革命所催生的大城市居民，尤其是贫民窟的工厂工人，"在这种情况下，这个最贫穷的阶级怎么能够健康长寿呢？在这种情况下，除了工人的死亡率极高，除了流行病在他们中间不断蔓延，除了他们的体力愈来愈弱，还能指望些什么呢？"[2]

接下来，恩格斯终于提到了机器和工厂，即工业革命这个文明是如何创造疾病的了。他的言辞一语中的：

伦敦的空气永远不会像乡间那样清新而充满氧气。250万人的肺和 25 万个火炉集中在三四平方德里的地面上，消

---

1 译者注：摘自《英国工人阶级状况·资产阶级对无产阶级的态度》。
2 译者注：摘自《英国工人阶级状况·结果》。

耗着极大量的氧气,要补充这些氧气是很困难的,因为城市建筑本身就阻碍着通风。呼吸和燃烧所产生的碳酸气,由于本身比重大,都滞留在房屋之间,而大气的主流只从屋顶掠过。住在这些房子里面的人得不到足够的氧气,结果身体和精神都萎靡不振,生活力减弱。因此,大城市的居民患急病的,特别是患各种炎症的,虽然比生活在清新的空气里的农村居民少得多,但是患慢性病的却多得多。如果说大城市里的生活本身已经对健康有不好的影响,那么工人区里的污浊空气的危害又该多么大,我们已经看到,一切能使空气变得更坏的东西都聚集在那里了。在乡间,就是在房子旁边有一个污水坑,也不会那么有害,因为那里空气可以四面八方地自由流通。但是在大城市的中心,在四周全是建筑物、新鲜空气全被隔绝了的街道上和大杂院里,就完全是另外一回事了。一切腐烂的肉皮菜帮之类的东西都散发着对健康绝对有害的臭气,而这些臭气又不能自由地散出去,势必要把空气搞坏。这样,大城市工人区里的脏东西和死水洼对公共卫生总要引起最恶劣的后果,因为正是这些东西散发出制造疾病的毒气;被污染了的河流冒出来的水蒸气也是一样。但是还远不止于此。真正令人发指的,是现代社会对待大批穷人的方法。他们被引诱到大城市来,在这里,他们呼吸着比他们的故乡——农村坏得多的空气。他们被赶到城市的一些地方去,在那里,由于建筑得杂乱无章,通风情形比其余部分都要坏。一切用来保持清洁的东西都被剥夺了,水也被剥夺了,因为自来水管只有出钱才能安装,而河水又弄得很脏,根本不能用来洗东西。他们被迫把所有的废弃物和垃圾、所有的脏水、甚至还常常把令人作呕的脏东西倒在街上,因为

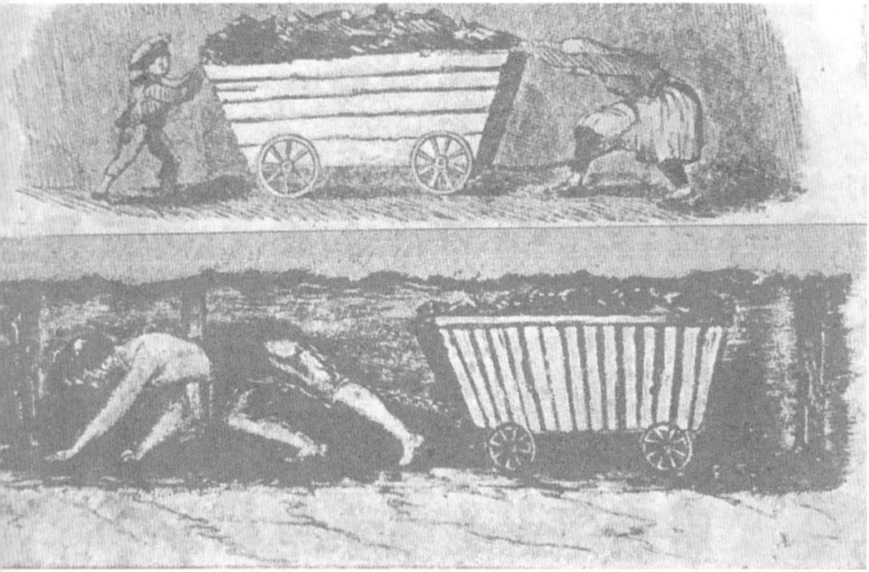

图35 工业革命时期矿坑里的童工
两个孩子在运送满载煤炭的推车（上）；女孩腰间缠着锁链，正在运送重达100公斤的煤炭（下）

他们没有任何别的办法扔掉所有这些东西。他们就这样不得不弄脏自己所居住的地区。[1]

在论述了污染的空气、不洁的衣食住条件如何滋生慢性疾病之后，恩格斯举了好几个具体的例子，其中第一个例子就是结核病。

伦敦的，特别是伦敦工人区的坏空气，最能助长肺结核的发展，在街上可以遇到许多面容憔悴的人，就足以证明

---

[1] 译者注：摘自《英国工人阶级状况·结果》。

这一点。在早晨，当大家忙着去上工的时候，如果到街上去溜达一下，那就会大吃一惊，怎么竟遇到这么多看上去或轻或重地患有肺结核的人。这些每走一步都可以碰到的脸色苍白、身形瘦削、胸部窄小、眼睛凹陷的幽灵，这种虚弱无力、萎靡不振、没精打采的面孔，我只是在伦敦才看到过这么多。[1]

恩格斯接着又提到，除了其他的肺病和猩红热之外，杀伤力能比肩肺结核的，就只有伤寒了。光是急性伤寒的统计数据已经十分惊人：

> 只要有一个空气不流通的大杂院，只要有一个没有污水沟的死胡同，就足以引起热病，特别是当居民住得很挤而附近又有腐烂的有机物的时候就更是这样，而且事实也几乎总是这样。这种热病的性质几乎到处都相同，而且几乎在一切场合下都会转为明显的伤寒。这种疾病在一切大城市的工人区里，甚至在较小地方的某些修筑得坏而保持得又不好的街上都可以发现，而传布得最广的还是在贫民窟中……在爱丁堡，在1817年流行病猖獗的时候，患热病的将近有6000人，在1837年流行病期间则将近有10 000人，而随着流行病的每一次重新来临，不仅病人的人数增加了，而且疾病的严重性和死亡率也增加了。但是这种疾病在以前所有各期的肆虐情形，和1842年危机之后的猖獗比起来，就算不得什么了。整个苏格兰的穷人有1/6患了热病，乞丐般的流浪者以惊人

---

1 译者注：《英国工人阶级状况·结果》。

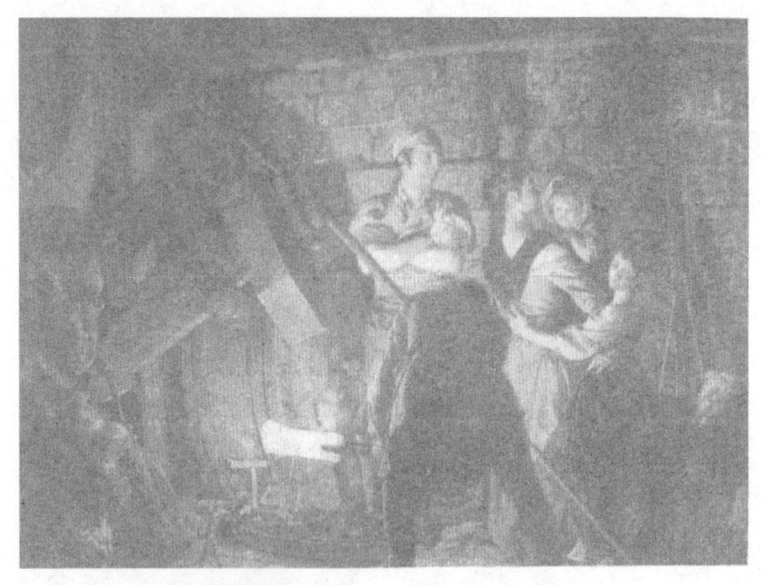

图36 18世纪末的英国钢铁工厂里,工人的整个家庭都离不开工厂(达比绘,19世纪油画)

的速度把这种灾害从一个地方带到另一个地方,但是并没有影响到社会的中上等阶级。在两个月中患热病的人比过去十二年还要多。1843年在格拉斯哥患热病的占居民的12%,共达32 000人,其中有32%死掉。[1]

身心俱损的工人

过度的劳动和恶劣的生活环境除了滋生传染病之外,还让

---

1 译者注:摘自《英国工人阶级状况·结果》。

工人们"患上了遗害终身的各种消化系统疾病""几乎所有的工人都或多或少地患上消化不良症"。身为工人的父母身体就不好，生下来的孩子常常遗传了他们的腺病质，再加上孩子们在"婴儿发育期间的营养不良"，造成的第二个结果就是"佝偻病（英吉利病，关节结节性赘瘤）"。营养不良配合长时间劳动，使孩子"骨骼的成长完全受到阻碍"，出现"腿和脊柱的弯曲"等畸形病症[1]。"每次走过曼彻斯特总要碰见三四个畸形者"，甚至有人"因身体畸形已不能上楼梯"。即使没有恶化到这种程度，"也免不了要闹背痛、腰痛、腿痛、关节肿胀、静脉扩张，或大腿和小腿上生大块的顽固的溃疡"，这些疾病"在工人中几乎是普遍的现象"[2]。

由于工作时间过长而引起的畸形，在妇女中比在男人中更严重。几乎所有女工都或多或少地罹患过因骨盆畸形所导致的流产、难产、贫血、子宫功能下降等妇科病。而且她们在分娩前一刻还要在工厂里工作，"头天傍晚还在做工，第二天早上就生了孩子，这是很常见的事情；甚至在工厂里，在机器旁边生下孩子，也一点不稀罕"[3]。

除了这一系列疾病和身体畸形之外，工人还有可能在操作机器过程中发生肢体损伤，如被机器切掉手脚的一部分或者全部，有人还死于伤口感染引发的破伤风。

> 在曼彻斯特，除了许多畸形者，还可以看到大批的残废者：这个人缺一只或半只胳膊，另一个人缺一只脚，第三个

---

[1] 译者注：《英国工人阶级状况·结果》。
[2] 译者注：《英国工人阶级状况·各别的劳动部门、狭义的工厂工人》。
[3] 译者注：同上。

人少半条腿；简直就好像是生活在一批从战争中归来的残废者里面一样。[1]

比起工厂工人，矿工更是有心脏病、哮喘、黑痰病等职业病。除了疾病之外，还要冒着矿坑爆炸、倒塌等灾害引发的物理风险。

机器劳动创造出来的疾病不止这些肉眼可见的疾病。骡机会造成工人视力损伤，而看不见的工人就会被开除。此外，机器劳动"并不需要工人运用思想，但同时又不允许工人思考别的事情""不需要肌肉紧张起来，不让身体有活动的余地""是世界上最折磨人最使人厌倦的无聊"，这就让工人身心俱疲，引发了精神压力：

这样被判决活埋在工厂里，不停地注视着永不疲劳的机器，对工人来说是一种最残酷的苦刑。这种判决最能使工人身体衰弱，精神萎靡不振。[2]

于是，工人的身体出现了从来没有过的神经系统疾病，"城市中患神经系统疾病的比农村中多4倍"[3]。

---

1 译者注：《英国工人阶级状况·各别的劳动部门、狭义的工厂工人》。
2 译者注：同上。
3 译者注：《英国工人阶级状况·结果》。

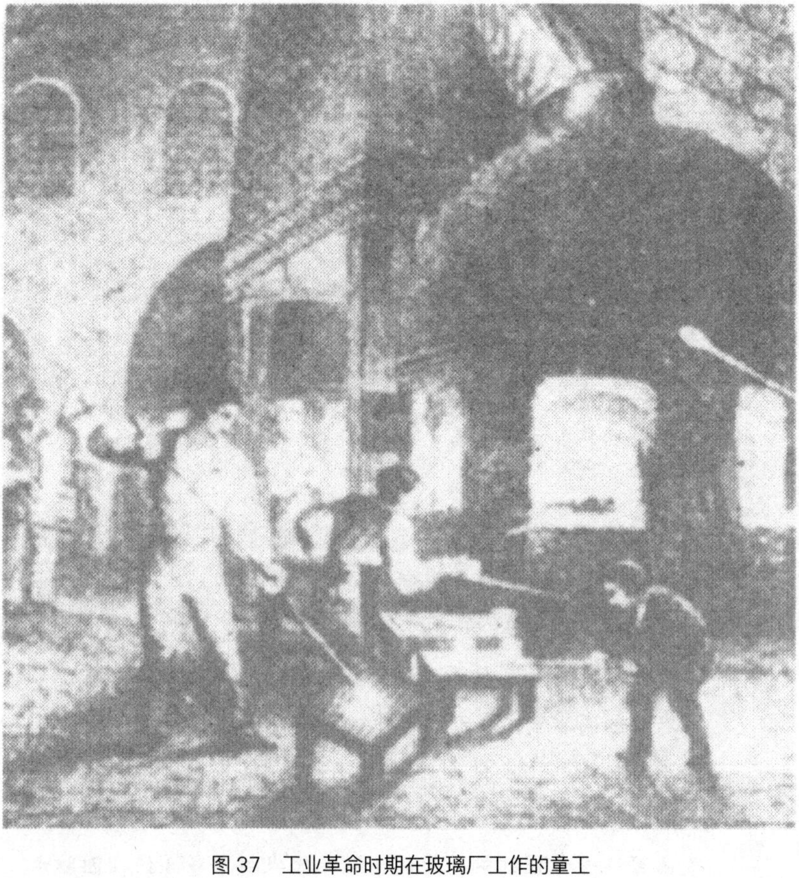

图 37　工业革命时期在玻璃厂工作的童工

平均寿命 15 岁

无知、闹事、犯罪往往源于贫穷，于是纵欲、嫖娼等道德颓废现象开始蔓延。我们不能忽略社会疾病和身体疾病的相互关系。穷人们无法接受正规医疗，只能买点药贩子的便宜药服用。而这些便宜药往往毒性大于疗效，会给身体造成不可逆的损伤。其中尤其损害工人身体健康的，是酗酒。1850 年，曼彻斯特的常住人口才 40 万，竟然开了 1600 家酒馆。

> 正像绝大多数工人必然要沉溺于酗酒一样，酗酒本身也必然要给它的牺牲者的肉体和精神以毁灭性的影响。它日益加强工人的生活条件所引起的容易感染疾病的倾向，它促进肺部疾病和胃病的发展，也极度地助长伤寒的发生和蔓延。[1]

工人们孱弱不堪的身体自然无法抵御疾病的侵扰，他们非常容易得病，未老先衰、英年早逝是司空见惯的事。

> 曼彻斯特和利物浦的流行病所引起的死亡率，一般说来比农业区高 2 倍；城市中患神经系统疾病的比农村中多 4 倍，而患胃病的则比农村多 1 倍多，同时，城市中因肺部疾病而死的人数和农村中的比率是 2.5∶1。在城市里，因天花、麻疹、百日咳和猩红热而死的小孩子比农村中多 3 倍，因脑水肿而死的多 2 倍，因痉挛而死的多 9 倍。[2]

---

[1] 译者注：摘自《英国工人阶级状况·结果》。
[2] 译者注：同上。

工人的高患病率带来的是令人不寒而栗的低平均寿命。

1840年，利物浦上等阶级（贵族、自由职业者等等）的平均寿命是35岁，商人和光景较好的手工业者是22岁，工人、短工和一般雇佣劳动者只有15岁。[1]

平均寿命15岁这一统计数据，其主要原因是工人子女的死亡率高。以5岁以下的儿童的死亡率为例，"上等阶级的孩子在5岁以前死亡的却只有20%，而农业区各阶级所有的孩子在5岁以前死亡的平均也不到32%"，但在曼彻斯特，"有超过57%的工人孩子不到5岁就死掉了"[2]。天生的孱弱体质、恶劣的生活环境、全家人的高压劳动，都在无情地抢夺着城市工人子女们幼小的生命。平均寿命15岁这一可怕的数据就是其表现。

结核病的历史

工业革命给人类的历史带来了史无前例的大变革，人们视之为文明的胜利。然而，在占绝大多数人口的阶层眼中，即使光从"疾病"这个角度来看，工业革命造成的却是史无前例的惨况。在工业革命所导致的各种疾病当中，首屈一指的当数结核病。

结核病（tuberculosis），顾名思义，是结核杆菌（*Mycobacterium tuberculosis*）感染引起的慢性传染病的统称。地球上生活着的几百万种生物当中，数量最多的有两个物种，一种是人类，另一种

---

[1] 译者注：摘自《英国工人阶级状况·结果》。
[2] 译者注：同上。

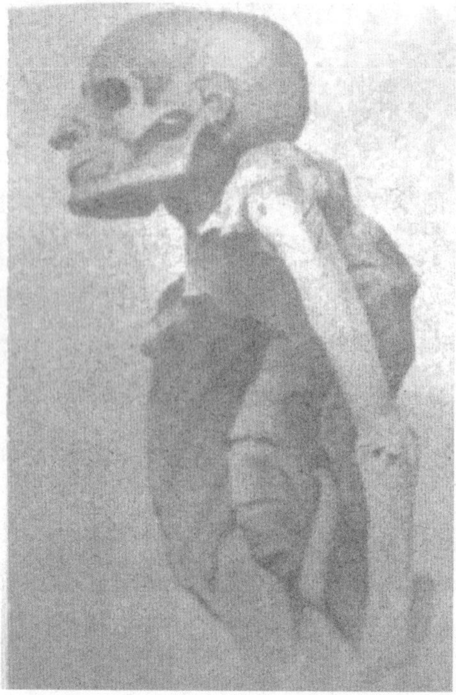

图 38　古埃及木乃伊身上的脊柱结核
第二十一王朝，公元前 1000 年

就是结核杆菌。而结核病也是一种历史相当漫长的疾病。

公元前5000年前后的史前时期人骨化石中就有了结核病的痕迹；古埃及第二十一王朝（公元前1000年前后）的木乃伊身上发现了脊柱结核。可见肺结核在远古已经存在，只是病灶的组织未能残留下来，无法确证而已。印度的古文献中有公元前1000年之前吠陀时代关于结核病的记载；中国隋代的医书中也有可推断为结核病的记载。这就说明结核病在很早之前就已经是一个世界性的疾病了。

古希腊、罗马的医生应该也是知道结核病的，但他们多认为结核病是遗传病。希波克拉底《流行病学》中常见的肺痨病（$\varphi\theta\iota\nu\omega\delta\eta\zeta$）现在一般认为就是肺结核。亚里士多德首倡结核病空气传染说，罗马的维特鲁威也记载了肺结核（phthisis）的一些情况。至于罗马皇帝哈德良据说就是在138年死于结核引发的心力衰竭。

在欧洲内陆地区，结核病也是很早就有分布了。在文艺复兴时期，意大利率先进入了城市化进程，彼时的意大利，结核病是一个常见病。曾引得洛伦佐·德·美第奇写诗赞美的美女——西蒙内塔·韦斯普奇就是因结核病而香消玉殒，年仅16岁。西蒙内塔是波提切利《维纳斯的诞生》的模特，画作中的女神维纳斯，就是照着她的模样绘画的。严重的溜肩、细长的颈脖、凹陷的脸颊，这些显然是肺结核的表征。此外，莎士比亚的作品中也有很多一看就知道是肺结核的描写。近世初期，专制君主有一个很出名的迷信疗法叫"御触"（royal touch），这个疗法所针对的疾病主要是结核性颈部淋巴结炎，于是这个病也被称为"国王病"（king's evil）。1553年，英国都铎王朝的爱德华六世因罹患结核病而驾崩，年仅25岁；路易十五宠爱的情妇蓬巴杜夫人、拿破

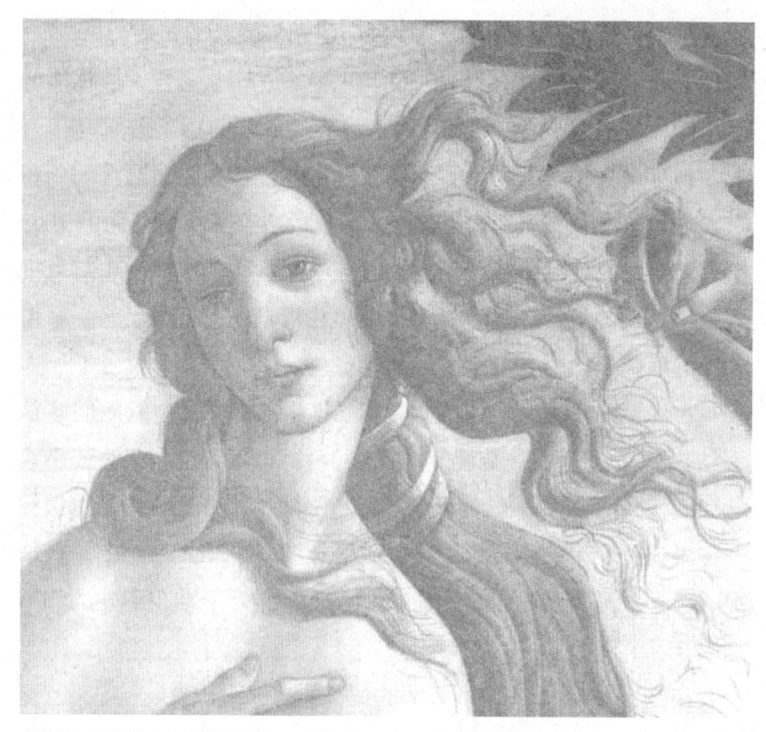

图 39 波提切利《维纳斯的诞生》局部，作为模特的西蒙内塔脸上可见肺结核病征

仑之子莱希施塔德公爵都死于结核病。而圣赫勒拿岛上对拿破仑的尸检证实了就连拿破仑本人左肺也有个穿孔。

由此可见，近世欧洲最先患上结核病的是国王、王族、贵族这些上流阶层，这也表明了通过空气传染的结核病在封闭的城堡内、宫廷内及沙龙舞会等群体社交生活中率先蔓延开来。

顺带一提，截至18世纪末，死于结核病的知名人物有很多，如法国科学家笛卡尔，启蒙思想家伏尔泰、卢梭，古典戏剧作家莫里哀，德国诗人席勒，哲学家斯宾诺莎、洛克、康德，法国画家瓦托、英国作家斯特恩、英国科学家普利斯特里、布莱克等。

白色鼠疫

然而，至此只不过是结核病的前史。在19世纪，结核病才真正走到历史舞台台前，在西欧掀起巨大的社会问题，被称为"白色鼠疫"。显然，结核病的发展和工业革命并驾齐驱。

通过上文的前史我们得知结核病是在城市化、群体化的阶层之间蔓延的。但结核病的流行是社会史的一面镜子，会随着经济结构、生活模式的变化而变化。最明显的证据就是结核病凶狠地袭击工业革命的贫民阶级。

伴随着工业革命的开展，大量人口从农村地区迁移到工业地区。如雨后春笋般冒头的城市给他们提供的却是极其恶劣的劳动和生活条件。令人窒息的工厂、潮湿的工地、苛刻的工作让人身心俱疲，再加上肮脏的居住环境、营养不良的饮食习惯，工人们只能借助酗酒和闹事来发泄对生活的不满。显而易见，与工厂排放的煤烟量成正比，结核杆菌正在黑乡居民的肺部不断繁殖。

结核病流行的温床不只是劳动过重、居住环境不洁、食物粗劣这些工业社会的缺陷。在过去的田园生活中，数百万人过着舒适、安稳的生活，而这一切价值观和满足感都被工业社会夺走了。城市工人心知肚明农村生活的贫穷落后，但他们无论生理还是心理都在某种程度上适应了这种贫穷生活。日出而作、日落而息、观鸟赏花，即使是繁重的生活，还能有节日的花环和音乐点缀。"他们按时上教堂去，不谈政治，不搞阴谋活动，不动脑筋，

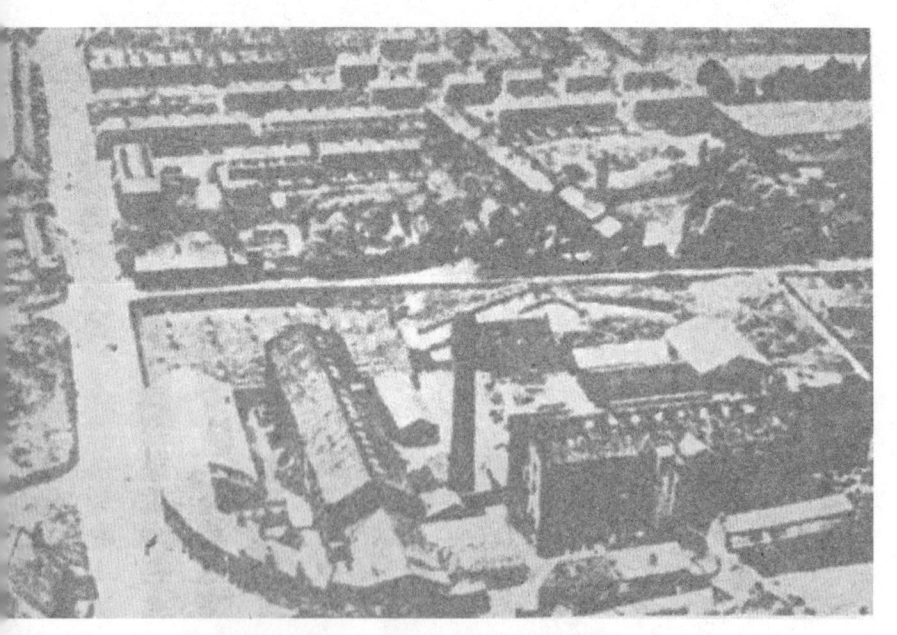

图40 19世纪的英国黑乡

热衷于体育活动,带着从小养成的虔敬之心听人讲《圣经》"在自己平静的、庸碌的生活中感到很舒服"。倘若没有工业革命,他们决计不会舍弃这种"很理想、很舒适"的生活。然而,从他们为求繁荣和安逸搬到机器轰鸣、黑烟冲天的工业地区那一刻起,过往的舒适安稳便不复存在了,在阴暗的工业城市里,满眼都是劳苦、肮脏和绝望。而且工业发展的速度实在太快,在适应新的试炼过程中,这些外来的乡下人积攒了巨大的身心压力,又和很早之前就有着结核病蔓延的城市居民发生了接触。他们的身体对结核病而言本就是新鲜的处女地,他们周遭的环境又具备了加速传染的一切条件,而生理和心理上的压力更是为这个阴湿的慢性疾病传播添砖加瓦。

杜博斯在《健康的幻境》[1]一书中写道："光是病原微生物不足以引起传染病流行，任何传染病流行背后都会有某些社会性因素。"结核病之所以在工人阶级群体中暴发性蔓延，背后的社会原因就是他们恰好处于工业革命的成长期，或者说资本主义的发展期。在社会城市化和工业化之下，工人群体这个庞大的病灶不可避免地与他人发生接触，结核杆菌也借此得以把触角伸到社会的每一个角落，发展成19世纪西欧社会最严重的致死疾病。

逐渐被侵蚀的工人肺部

注意到这件事的严重性的人不止恩格斯。工业革命带来的群体性疾病的增加，促使医学界从关注个人转为关注社会整体。"公共卫生"这个词开始在政治和医学界时不时被提起。彼时的英国有一位叫埃德温·查德威克（1800—1890年）的公共卫生领袖，他在1842年发表了《大不列颠劳动人口卫生状况的调查报告》，论述了工人的贫穷与病弱之间的因果关系。但是，查德威克的论点基于英式功利主义的立场，是为资本主义改良服务的。而恩格斯的论点则是基于被害人，即从病人的立场出发。

如前所述，恩格斯在列举蚕食工人身体健康的各种疾病时，第一个举出的就是结核病，而且还引用了医学界报告，详细地描述了这个可怕疾病的病灶是如何形成的。譬如在描述结核杆菌如何侵蚀工人肺部时如此写道：

---

[1] 译者注：摘自 René Dubos, *Mirage of Health: Utopias, Progress and Biological Change*, New York: Harper & Brothers Publishers, 1959.

在纺纱工厂和纺麻工厂里，屋子里都飞舞着浓密的纤维屑，这使得工人，特别是梳棉间和刮麻间的工人容易得肺部疾病。这种纤维屑，有些人的身体受得了，有些人就受不了。但是工人是没有选择的余地的，他在哪里找到工作，他就得到哪里去，不管这对他的肺部有什么样的影响。把这种纤维屑吸到肺里，最常见的后果就是吐血、呼吸困难而且发出哨音、胸部作痛、咳嗽、失眠，一句话，就是哮喘病的各种症状，情形严重的最后就成为肺结核。但是特别有害的是亚麻的湿纺工作，做这种工作的都是年轻的姑娘和小孩子。水从锭子上溅到他们身上，所以他们衣服的前襟总是透湿的，地上经常有积水。纺纱工厂的并纱间的情形也是这样，只是在程度上稍微好一些，而后果也多是经常性的感冒和肺部疾病。说话时声音嘶哑、刺耳，这是一切工厂工人的特点，而湿纺工和并纱工尤其厉害。[1]

纺织业之外的其他工种情况也差不多。例如，在谢菲尔德的金属加工厂里没日没夜地工作，身体姿势不正，还吸入了大量铁屑的磨工中就有很多肺结核病人：

他们的脸色渐渐变成泥黄色，面部显露出忧郁的表情，常常诉说胸部有受到压迫的感觉。嗓子变得粗糙而嘶哑，他们高声地咳嗽，声音就像从空木桶里发出来似的。他们时常咳出大量的灰尘，这些灰尘或者混在痰里，或者团成球形或圆柱形，表面覆着一层薄薄的黏液。再过一些时候就出现吐

---

[1] 译者注：摘自《英国工人阶级状况·各别的劳动部门、狭义的工厂工人》。

血、不能躺卧、盗汗、水泻、极度消瘦以及肺结核的一切普通征候。他们被这样折磨几个月，甚至几年，既不能养活自己，也不能养活家庭，最后终于死去了。[1]

制陶业的工人也因为吸入细微的硅土尘埃导致哮喘，"咳嗽得很厉害……他们也都是得肺结核死掉的"；吹玻璃的工人因为胸部疾病早死[2]；矿工里"许多人年纪轻轻就死于急性肺结核，而大多数人都在壮年时得慢性肺结核死去"[3]。据医生们的证词，大多数人"在四五十岁就死去了""79个死亡的矿工中，37人死于肺结核，6人死于哮喘病，他们的平均寿命是45岁"[4]。

织蕾丝的女孩

被裹挟进资本主义式机器生产经营的小手工业者，遭遇更加悲惨。我们以制作贵妇们身上蕾丝花边的纺织女孩为例，她们的情况是这样的：

> 孩子们在狭小的、不通风的和令人窒息的屋子里工作，老是坐着，弯着腰拨动编针。为了使身体勉强保持这种吃力的姿势，女孩子们都穿上带有木板条的紧身，由于这些女孩子大半都是很小就开始工作，那时骨头还很软，因此，这种

---

1 译者注：摘自《英国工人阶级状况·其他劳动部门》。
2 译者注：同上。
3 译者注：摘自《英国工人阶级状况·矿业无产阶级》。
4 译者注：同上。

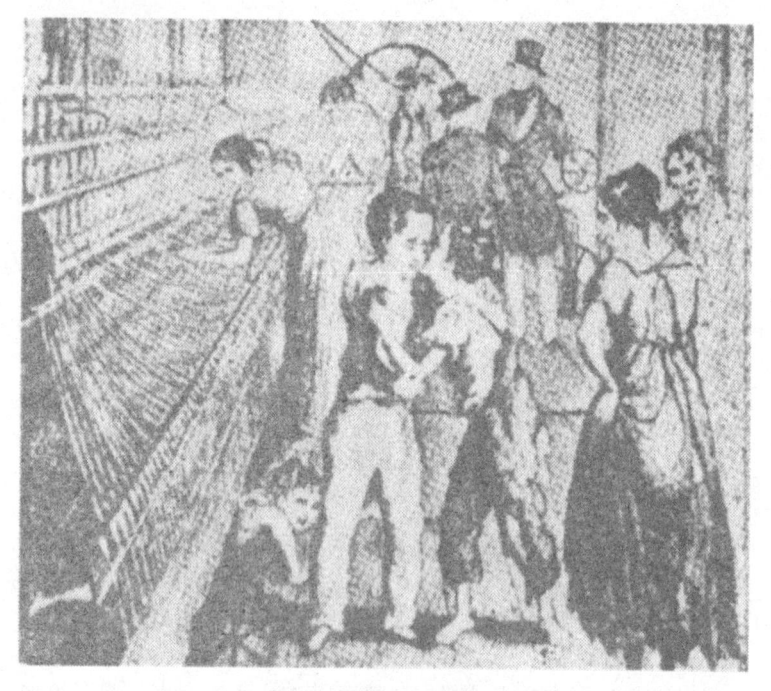

图 41　纺织工厂的童工
（当时的书籍插图）

紧身使胸腔和肋骨完全移动了位置，使胸部普遍狭窄。由于工作地点的空气不好，工作时又整天坐着不动，这些女孩子大多数患了消化不良症；她们在受到这种病的残酷折磨之后，就得肺结核死去了。[1]

此外，给伦敦的时装店加工时装的女孩子"一连九天都没有脱过衣服，只是抽空在垫子上躺一下；给她们的食物都切成小

1　译者注：摘自《英国工人阶级状况·其他劳动部门》。

块,好让她们尽快地吞下去",这些"不幸的女孩子"的情况是这样的:

>由于工房和卧室里的空气郁闷,经常保持弯腰曲背的姿势,吃恶劣的难消化的食物,但主要是由于劳动时间太长和缺乏新鲜空气,结果女孩子们的健康受到致命的摧残。她们很快就感到疲倦、困顿、衰弱、食欲不振、肩痛、背痛、腰酸,特别是头痛;以后就是脊柱弯曲、两肩畸形地高耸、消瘦、眼肿、流泪、眼痛、近视、咳嗽、鸡胸、气喘及各种妇科病。在许多情况下,眼睛受到严重的损害,以致完全失明,视力完全被损害,而如果视力还保持得不错,可以继续工作下去,那么肺结核便会结束这些女时装工短促且悲惨的一生。[1]

虽说都是传染病,但结核病、麻风病这类慢性传染病不同于鼠疫、霍乱等急性传染病之处在于从流行病学角度无法追踪其原发地。但从社会医学的角度来看,19世纪给西欧社会造成严重破坏的结核病,原发地似乎很明显是工业革命催生的各个黑乡——城市贫民窟了。结核病在攻陷了城市工人群体之后,又开始染指乡村和日常社会。

---

[1] 译者注:摘自《英国工人阶级状况·其他劳动部门》。

吐血的诗人

我们现在无从得知结核病在19世纪西欧社会的传播广度和传播深度的准确数据,但只要看一下有多少瘟疫史上的著名人物死于结核病,或许也能管中窥豹。

例如,英国诗人济慈的母亲、弟弟和他本人都死于结核病;小说家埃德加·爱伦·坡死于结核病,而他在小说和诗歌中塑造的女主角原型——他的妻子,也是因为结核病去世,享年仅24岁。歌剧中,《茶花女》的维奥莱塔、《艺术家的生涯》的咪咪都死于结核病,而她们都是有现实原型的。《茶花女》的作者大仲马在回忆录中写道:"1823年前后,肺病很流行。每个人,尤其是诗人都患了肺病。每当他们情绪激动时就会吐血,多在30岁前就去世了。"肺结核夺走了许多青年男女的生命,让人们的日常体验中怀着一股绝望感,给那个浪漫的时代带来了忧郁的风潮。

在音乐领域,钢琴诗人肖邦在与肺结核抗争日久之下终于不敌,于39岁之龄客死巴黎。同时代的小提琴鬼才帕格尼尼也因结核病身故。

尤为值得一提的是勃朗特三姐妹——《简·爱》的作者夏洛蒂、《呼啸山庄》的作者艾米莉、《艾格妮丝·格雷》的作者安妮——的故事。她们的亲身经历比小说更加凄惨、更加催泪。1847年,三姐妹的作品陆续出版,默默无闻的她们一举震动了文坛。然而好景不长,翌年末,艾米莉就因肺结核病情恶化殒命,年仅30岁;然后是幺妹安妮,在1849年5月逝世,死因和二姐一样,享年29岁;孤身一人住在牧师宅邸的夏洛蒂自然也无法逃脱病魔的毒手,在6年后(1855年3月)追随两个妹妹而去,享年38岁。勃朗特三姐妹的作品中氤氲着的那股悲凉气息,自是来自她们从小长大的约克郡里荒凉的景象，但不断啃食她们身体的结核病魔显然也不无干系。

当时有很多作家都在作品里描写了结核病，如英国贫民阶级出身的查尔斯·狄更斯。说到死于结核病的作家，有法国作家巴尔扎克、梅里美，美国诗人惠特曼，英国作家史蒂文森（《金银岛》作者），俄国作家陀思妥耶夫斯基、玛丽·巴什基尔采夫和契诃夫等。

1865年，法国外科医生维勒明通过实验发现人的结核病可以传染兔子，从科学角度证明了结核病是一种传染病。17年后，科赫分离出结核杆菌。

结核病与历史规律

恩格斯所描述的是19世纪30—40年代英国的情形，彼时正是资本主义的高速发展时期。我们现在知道，在那之后，《济贫法》《劳动法》《工厂法》《公共卫生法》等一系列法律陆续出台，政府铺设新的下水道、修整街道，贫民窟随之逐渐消失，工业社会的流弊被一个个革除，至少不再那么显眼了。这其中自然有查德威克改革等的功劳，但更多的是工人自己争取得来的成果。恩格斯在《英国工人阶级》的1892年版序[1]中写道，在50年前"还能用几乎是田园诗的笔调来描写的地区，现在，随着城市的发展，已经整批整批地陷入了同样破落、荒凉和穷困的境地"。由此，曾经在伦敦、曼彻斯特肆虐的疾病在其他地方也可见了。更

---

1 译者注：摘自《马克思恩格斯全集》第22卷。

甚者，紧随着英国的脚步陆续进入工业革命阶段的德国、法国、美国等国家也面临着同样的危险。事实上，结核病也的确继英国之后，开始侵袭其他欧洲国家及美国、俄国。

最早从结核病的破坏中恢复过来的是英国，其次是迅速完成了工业化的美国。1850年前后，这两个国家的结核病死亡率开始下降。无论哪个国家，结核病激增的时期和社会经济从农业型向工业型转变的转换期都是重合的，过了峰值之后，随着社会的发展进步，死亡率也会降低。1882年，科赫发现了结核杆菌；1943年之后，结核病的化学疗法问世。我们不否认，医疗技术是人类最终能够消灭结核病的决定性因素，但我们也应该看到，在这些医学成果出现之前，人类靠着社会力量已经逐渐压制住了结核病。

回想起日本在明治、大正年间的工业革命时期也是结核病肆虐，而今天正处于工业革命阶段的拉丁美洲、亚洲及非洲国家还在忍受结核病之苦。这一事实应该足以证明疾病的历史规律性了吧。

当下，结核病正在被挤出各个文明国家，但这并不意味着结核病在地球上消失了，它只是被挤到了其他地方而已。

第6章
近代文明的谷壑：癌症

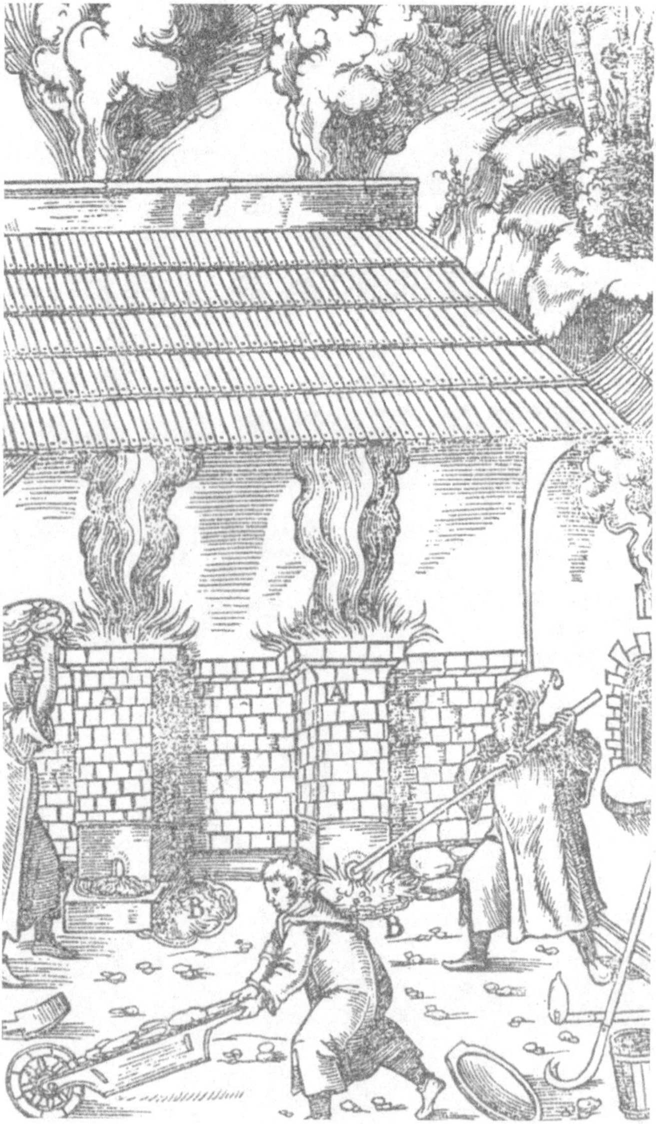

图42 公害病的原点——矿山
摘自阿格里科拉《矿冶全书》

子弹与病原菌

美国社会医学家高尔斯顿（Galdston）在著作《社会医学的意义》中引用了 20 世纪初的一则寓言故事。这个故事的主角是一位法医。

> 法医解剖了凶杀案的死者，发现他的心脏里有一颗子弹，遂判断死者是被子弹打死的。有一天，他去了一处战场，发现了很多战死的尸体和子弹，于是他就认为战争是大规模的凶杀案，战争是子弹引起的。后来他知道了毒气也能杀人，又认为战争是子弹和毒气引起的，所以要防止战争的爆发，不能研究什么人种、经济、政治这些虚的东西，而是要研究如何才能找到子弹、毒气这类真正原因的方法。

19 世纪末是细菌学的光辉时代，持单一因果观点的病原论医学风靡一时。虽然巴斯德、科赫并不相信微生物是传染病的唯一病因，但也确实无法否认细菌学连战连胜的战果。那时候，无论是专家还是普通人，都拜服在细菌学之下。

在 19 世纪前期，人们还普遍认为导致疾病更多的是社会因素，就像恩格斯所论述的工业革命与疾病的联系那样。贫穷、无知、颓废等社会因素被认为是疾病的原因，英国的查德威克、德国的魏尔肖都是沿着这个路线推行卫生改革和医学革命，后来皮腾科菲尔也加入了魏尔肖阵营。铁血宰相俾斯麦上台后推行中央

---

[1] 译者注：本书无中文译本，引文依日文版译出。日文译本为中村米造译，《社会医学の意味》，法政大学出版局，1959 年。原本为 Lago Galdston, *The Meaning of Social Medicine*, Cambridge: Harvard University Press, 1954.

集权，魏尔肖转投俾斯麦路线。曾经为了与科赫对抗不惜亲自服下霍乱弧菌的皮腾科菲尔孤立无援，最终用一把手枪结束了自己的生命。从此，欧洲进入了奉行"有疾病是因为有病原菌"这个单一因果关系为金科玉律的细菌医学"一言堂"时代。

的确，结核杆菌感染人体一视同仁，不会区分发达国家还是发展中国家，也不会区分是高级住宅里的大小姐还是贫民窟里的穷苦工人。这是细菌医学话语权之所以强大的原因之一，任何人都无法否认。但皮腾科菲尔拿自己做试验，吞下了大量的霍乱弧菌都没有患霍乱也证明了即便是急性传染病，光靠病原菌也不足以发病，何况其他大大小小的疾病。可见，疾病不是单一原因，而是各种因素和条件复合，共同作用才引起的。认为"疾病是特定单一原因导致"的思想，就像开头的法医认为战争的原因是子弹和毒气一样荒唐可笑。

20 世纪的瘟疫：大流感

第一次世界大战末期爆发的流感疫情震惊了世界，也给高歌猛进的细菌医学当头浇了一盆冷水。

流感是在希波克拉底时代就已经为人所知的疾病，很多人都患过流感，但绝大多数人都只是轻症。然而 1918—1919 年的西班牙流感疫情之严重，让人不由得想起了曾经的黑死病。

西班牙流感的"0 号病人"是在 1918 年 4 月第一次世界大战的法国战场上出现的。第一波疫情在协约国之间迅速蔓延，然后随着军队的移动传染到了美国、英国、德国和意大利。同一时期，印度、新西兰和南非也出现了疫情。两个月之后，第二波疫情杀到，席卷了全世界的军队和普通人，地球上约半数居民都感染了西班牙流感。最后的第三波疫情发生在1919年冬天，这次疫情连逃过了前两次的地区都无法幸免，造成了许多人死亡。西班牙流感传染性极强，潜伏期又很短，一个连队有一个人得病，第二天这个连队可能就有几百个病人了。尤其以20—40岁的青壮年劳动力年龄层中重症病人为多，并发肺炎是致死的主要原因。

据伯内特《传染病的生物学特征》[1]，全世界死于西班牙流感的人数为500万～5000万。当中日本有2300万病人，38万余名死者。这是一场史无前例的疫情。当时的大作家萧伯纳也罹患西班牙流感，他在书信中大吐苦水，说"我被别人传染了流感，痛苦得想自杀"。看到传染病造成的死者比打仗还要多，流行病专家们也不禁感叹"原来瘟疫的时代还没过去"。

西班牙流感之后让人记忆犹新的另一波大疫情是1957—1958年的亚洲流感。亚洲流感初发于东亚，随后传播到了全世界。日本也有半数人口罹患了亚洲流感，幸运的是死亡人数没有想象的多。但是亚洲流感的传播速度远高于西班牙流感。1957年2—11月，这短短10个月亚洲流感病毒已经绕世界传播一圈了。造成这一局面的原因无疑是现代人员移动的频密和迅速。密集的集体生活、满员的交通工具、快速的航空运输等现代社会环境给流感创造了几乎同时袭击全世界的条件。

细菌学的尖兵们一开始也果断地向流感发起了冲锋，但这次他们遭遇了滑铁卢。今天我们知道这是病毒引起的疾病，但更重要的是这场流感疫情告诉我们，流行病也应该要跨越以往的病原

---

[1] 译者注：F. M. Burnet, *Biological Aspects of Infectious Disease*, London: Cambridge University Press, 1940. 日语译本为新井浩译，《伝染病の生態学》，紀伊国屋書店，1966年。

论思想，从社会医学的立场加以分析。我们来看下边的死亡率统计曲线图（图43），可知流感是影响死亡率的直接因素。那么流感的病因是什么呢？或许就像高尔斯顿所说那样，"不能什么疾病都把原因推到病原体上""流行病的根本性决定因素在于流行性，所以我们思考宿主和病原体时，还要考虑大量的过往和当下因素"。而宣称是现代医学胜利的今天，我们依然会发出"瘟疫的时代还未过去"的感叹，这个原因要推到什么因素上呢？要回答这个问题，我们就得从社会、文明的发展角度去重新思考。

生命统计说了什么

在过去几百年，文明社会的整体死亡率都很低（图43），平均寿命也显著提升。以美国为例，1789年的平均寿命是35岁，

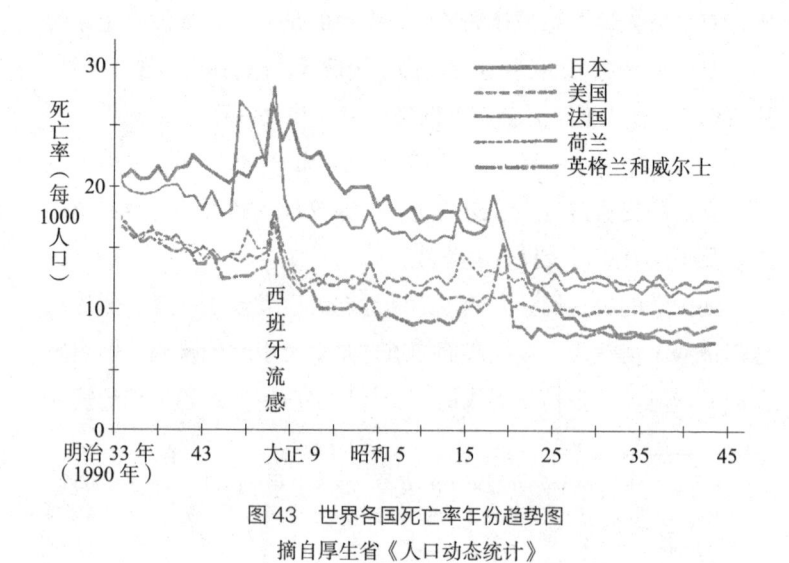

图43　世界各国死亡率年份趋势图
摘自厚生省《人口动态统计》

1840年是40岁，1900年是47岁，1920年是55岁，时至今日已经是71岁了（1967年男性平均寿命67.8岁，女性75.1岁）。人们经常认为这就是社会健康水平取得普遍进步的客观证据。但事实上，死亡率低、平均寿命提升是因为婴幼儿的死亡率接近于0%，而非成年人的健康水平提升。而且之所以婴幼儿死亡率极低，与其说是医学、药学进步的功劳，倒不如说是生活环境改善了的结果。

相比起婴幼儿，成年人和老年人的死亡率变化幅度极小。美国65岁的平均期望寿命在1900年是12年，到了1963年才上升到14~15年。而且据杜博斯在《人类适应性》[1]的观点，老年人提高的平均期望寿命"不是击退病魔而得到的健康岁月，只是单纯的砸钱用上最先进医疗手段续的命"。

不可否认，这几百年间能引起人类社会群体感染的传染病在飞速减少。我们试看1841—1921年伦敦的死亡率统计（图44），可以发现在100多年前，伤寒、霍乱、天花等急性传染病还是高致死率的疾病，而到了今天只剩下了流感一例。另外，1850年的西欧，结核病死亡率为5‰，然后就开始下降，除了中途因为两次世界大战没有统计数据之外，总趋势都是下降的，到了1947年死亡率已经低到了0.4‰，在一个世纪时间里整整跌了90%。而前文已述，结核病的减退现象在细菌学兴起之前已经开始了。

当然，一个世纪之前那些犹如梦魇的传染病并没有完全消失，尤其是内因性的传染病和细菌、病毒引起的呼吸系统、消化系统疾病时至今日依然是影响社会的高危常见病。但有意思的是，今天的文明国家中不约而同地一谈到职场和家庭话题时，人

---

[1] 译者注：Rene Dubos, *Man Adapting*, Yale University Press, 1965. 日文版为木原弘二译，《人間と適応——生物学と医療》，みすず書房，1970年。

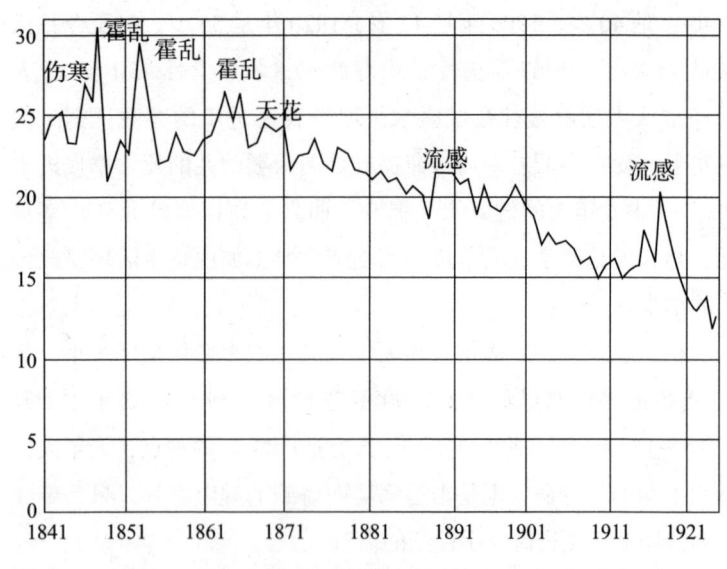

图 44 1841—1921年伦敦死亡率（每1000人口）变化
摘自辛格著作

们口中出现频率最高的反而是癌症、心脏病、脑卒中、神经衰弱、交通事故、支气管哮喘等所谓的成人病和文明病。

这种病态的时代变化在各种生命统计中早已有了明显反映。与传染病的死亡率迅速下降形成对比，一般而言，文明国家的死亡原因第一位是癌症，第二位是心脏病，第三位是中枢神经血管意外（脑卒中），第四位则是事故。

我们以全球生活水平最高的纽约市民的生命统计为例。1900年，纽约的人口约为350万人，死亡率为20.6‰；1940年，人口翻了一番，达到了800万，而死亡率则跌了一半，只有10.1‰。死亡率的减少可以用疾病死因的变化来解释。1900年，死因排名的第一位是肺炎，第二位是结核病，第三位是腹泻和肠炎，这三大疾病占了总体死亡的36.5%，即三分之一以上。此时，心脏病的排名是第五位，占比是6.2%；癌症更低，排在第八位，占比才3.2%。然而到了1950年，原来排第一位的肺炎跌到了第六位，只占总体死亡的3.2%；结核病从第二位跌到了第七位，占总体死亡的2.9%；腹泻和肠炎甚至被直接剔除出主要死因排名之外。相反地，癌症和心脏病开始成为社会的主要死因。据高尔斯顿的研究，这两种疾病在1900年只占总体死亡的10%以下，到了这个时候已经占总体死亡的三分之二了。

由此可知，慢性且变质性的疾病随着城市化和工业化已经在社会群体中蔓延开来了。那么，造成这种局面的原因何在呢？尽管目前还不能贸然地下定论，但我们可以从两三个流行病学事件中推测环境因素对心血管病和癌症的致病影响。

例如，在南非的约翰尼斯堡，原住民的心肌梗死罹患率很低，反倒是很多白人死于冠心病。据杜博斯的观点，这并不是因为人种的差别，而是经济地位决定的。心脏病的发病与饱和脂肪酸、胆固醇摄入量及运动量、精神状态都有关系。也就是说，心血管疾病的重要病因就是文明所创造出来的社会因素。

职业癌症的初始病例

阿格里科拉（1494—1555年）的矿物学著作——《矿冶全书》[1]是一部堪称近代技术启明星的划时代经典书籍，让歌德不吝赞

---

[1] 译者注：书名原文为 *De Re Metallica*，有《论矿冶》《论冶金》《矿冶全书》《坤舆格致》等译名，今据张卜天《阿格里科拉的〈矿冶全书〉及其对采矿反对者的回应》(《中国科技史杂志》，2017年第3期) 取"矿冶全书"译名。

美，称它为"给全人类的美丽的礼物"。在这部著作的第六卷中，阿格里科拉提到了矿工的病情，作如下记载[1]：

> 产生于作业中并在空中飘散的粉尘进入了气管和肺部，引起了呼吸困难，希腊人称这个病为"哮喘"（asthma）。这个病一旦恶化，肺部就会化脓，人体内将产生肺痨。有七位妇女的丈夫在喀尔巴阡的矿山当矿工，他们无一例外都因为感染了这个可怕的肺痨而死。
>
> 梅森地区的奥尔登堡的矿坑里有一种黑色有毒物质pompholyx，这种有毒物质会腐蚀伤口，形成肿瘤，深入到人体的骨髓，就连铁钉也无法抵御其侵蚀，所以当地居民家中所用的钉子都是木钉。

阿格里科拉原来是一名医生，在故乡萨克森州厄尔士山脉的一座矿业城市约阿希姆斯塔尔行医。他一边行医，一边写作，所以他对矿工的病情记载应相当可信。

顺带一提，引文中说七位女性的丈夫都得了同一种肺病去世。这个肺病应该是一种并发哮喘的尘肺病。那么，他在第二段描述的奥尔登堡矿坑里由有毒物质引起，能诱发肿瘤，甚至入侵到骨髓里的疾病又是什么呢？对于这个问题，身为赤脚医生，但又被誉为医学和化学之父的同时代人帕拉采尔苏斯（1493—1541年）在《矿工的疾病》（1567年）中提到了在萨克森州厄尔士山脉上工作的矿工们的肺部异常，记载和阿格里科拉如出一辙。

1879年，即阿格里科拉和帕拉采尔苏斯之后300余年，哈廷

---

[1] 译者注：本书无中文版，今据日文译出。

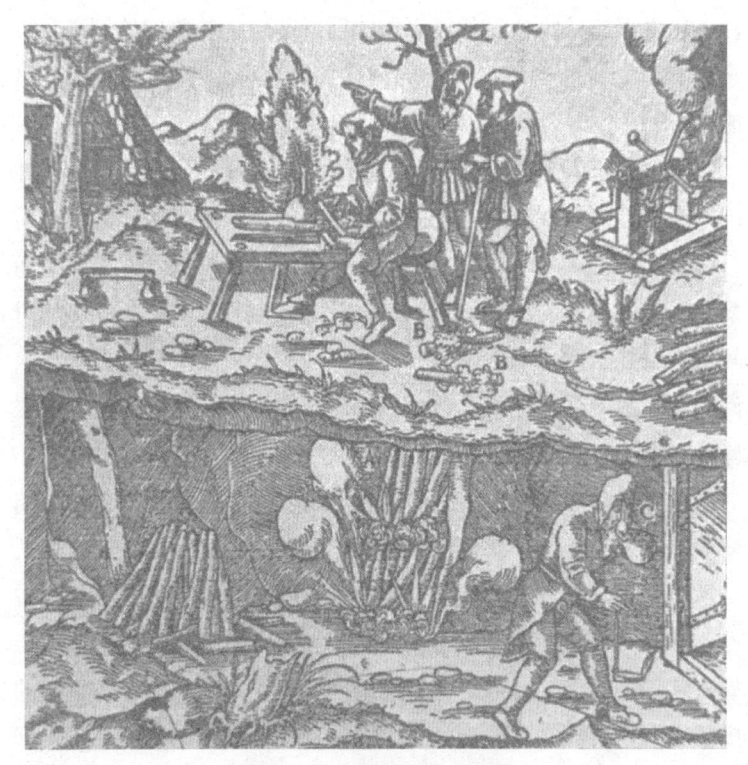

图 45　矿坑内挥发的有毒物质
阿格里科拉《矿冶全书》（1556 年）

和赫西两位医学专家证明了矿工所患的疾病是肺癌，而且还发现在这个地方工作的矿工，有 75% 的死因是肺癌。1939 年，佩勒撰写了一份报告，说过去 70 年间，厄尔士山区矿业城市施内山（Schneeberg）的矿工半数罹患肺癌，而死于肺癌的则有 400 人。

"施内山肺癌"广为人知。施内山矿石中主要是镍、钴的硫化矿和砷矿，工人们就是因为吸入了这些含砷的矿石粉尘致癌。同样的现象还可见于约阿希姆斯塔尔，当地的矿石带有放射性，亨琛据此认为致癌的原因是辐射。不过，砷致癌的例子并不罕见，不能排除含砷矿石是约阿希姆斯塔尔肺癌致病原因的可能性。

另一位学者卡森还提到，厄尔士山区的莱恩施泰因市，慢性砷中毒引起的恶性肿瘤（癌症）是当地的百年风土病，甚至有了"莱恩施泰因病"的诨名。莱恩施泰因自古以来就因金银矿藏而繁荣，在阿格里科拉所在的时代开采出了含砷矿石。100年的时间里矿石加工产生的含砷废料就这样在矿区附近不断堆积，混入到高山流水中污染地下水源，当地居民在不知不觉中长期喝着这些砒霜水，于是便引发了"原因不明"的风土病。

矿山是职业病和公害病的原点。采矿冶金是人类最初的专门职业，也是人类第一次创造出有害物质的现场。譬如银在古代就是从硫化铅（PbS）矿——方铅矿（galena）中精炼所得的。古希腊劳里厄姆银矿的矿工为了防止处理方铅矿时挥发出来的二氧化硫气体中毒，会把冶炼炉的烟囱筑得很高。公元前1世纪的史学家斯特拉波在《地理学》中就写到，西班牙银矿的炼矿炉烟囱修筑得非常高，就是为了把那些笨重又有害的矿石所挥发出来的毒气排到高空中。这也说明古人已经知道矿物元素中毒和水银中毒了，可惜的是他们还不知道砷和辐射的污染。即使是阿格里科拉，他观察到有中毒现象，但也不知道这些有毒物质如何影响人体的病理学知识。综上所述，虽然现在我们做不到汇总准确的记载，但至少我们可以肯定，作为近代文明启明星的矿业在欧洲兴起之际，矿工群体之间出现了肺癌，原因可能是砷中毒或者辐射。

职业癌症是今天的一大社会问题，而职业癌症的初始病例，就是矿工群体。

癌症的历史

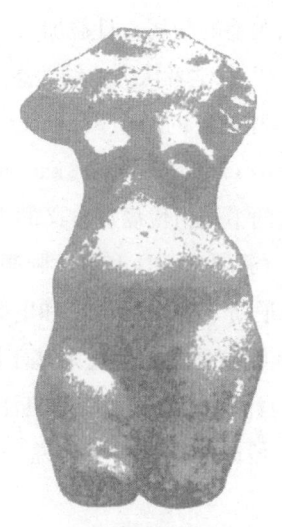

图 46　左乳患癌的躯干雕像，古希腊神庙供品

肿瘤（tumor）的历史和生命的历史一样长远。而从病理学性质角度而言，人类的癌症（carcinoma 或 cancer），即恶性肿瘤的历史也和人类历史一样古老。癌症病人遍布全世界，无论人种和地区，恰似癌症能够发生在人体的任何部位。

古病理学的调查研究显示，各地出土人骨都有癌症病变存在的痕迹。例如，古埃及出土的人骨被发现大腿骨和骨盆的骨肉瘤痕迹，以及转移至头盖骨的癌症痕迹；古希腊的一尊被认为是供奉医神阿斯克勒庇俄斯的雕像上，有一处疑似乳腺癌症状的痕迹。古埃及人用砒霜混合食醋制成的乳膏治疗皮肤癌；古印度的《罗摩衍那》（约公元前 2000 年）则有用烧红的铁烙烫肿瘤的灼烙疗法记载；希罗多德也记载了波斯宫廷中治疗疑似乳腺癌疾病的情况；《圣经旧约·历代纪下》第二十一章第 18、19 节："耶和华使约兰患了无法医治的肠病，日益加重，两年后肠子掉了出来，他痛苦地死去了。"有学者认为，约兰患的就是肠癌。

我们今天用来称呼癌症的两个词 cancer 和 krebs，其词源分别为 καρκινοζ（karkinos）和 καρκινωμα（karkinoma），原是"螃蟹"的意思。最先赋予这两个词指代癌症含义的人是希波克拉底，不过他分不分得清癌症（恶性肿瘤）和良性肿瘤倒不好说；传说中，罗马外科医生阿克杰尼斯（Archigenes）和里奥尼德斯（Leonides）曾经做过子宫癌和乳腺癌手术；盖伦则基于四体液说——血液、黏液、黄胆汁、黑胆汁，主张癌症是黑胆汁过多引起的。这个观点在中世纪很长一段时间都是权威学说，一直到 17 世纪才被推翻。

现在几乎找不到中世纪的癌症记录，或许是因为中世纪有麻风病、鼠疫等显性流行病，导致人们无暇去观察癌症这种隐晦的慢性疾病。再加上，即使有人因为癌症去世了，囿于当时的医学水平，绝大多数情况下也只会诊断为孱弱死亡。

文艺复兴打开了近代医学的道路，随着显微镜的发明，人们确立了实验研究方法，推翻了盖伦关于癌症的旧学说，提出了淋巴说。1773 年，法国的里昂学术院就"癌症是什么"这个问题悬赏征集答案，贝纳尔·佩里尔的论文入选，但那也只不过是笛卡尔学派的淋巴说的归纳而已，癌症病理真正开始得到解答还要等到 19 世纪后半叶细胞学说确立，精确而言是魏尔肖开创细胞病理学之后。然而，时至今日，癌症的病理还没有完全被揭晓。

烟囱清理工的恶疾

为了赚那一日三餐的钱,不少工人在岗位上罹患了疾病。我认为工人患病的原因有二。第一个原因,也是最重要的原因,即工作用的工具有毒。这些工具会挥发有毒的气体或释放有毒微粒,感染人体器官从而导致疾病。第二个原因是工人在工作时的身体活动不规范,经常勉强身体做出一些容易受伤的动作,对人体这个自然结构的机器造成了不必要的磨损,时间一长就引发了严重的疾病。

这段话摘自职业医学之父——伯纳迪诺·拉马齐尼(1633—1717 年)《论工人的疾病》(1700 年)[1]的开头。在那个时期,欧洲的工场手工业(manufacture)十分发达,职业病问题也逐渐浮上水面,这也促使了拉马齐尼执笔写下了这部名著。书中详细描述了矿工、镀金工、化学家、陶工、铁匠、药剂师、染匠、炼油工、石匠、制盐工、纺织工、窑业匠、挖井人等五十多个工种的工作环境及因此而引发的疾病,不少内容在马克思的《资本论》中有引用,是职业病领域的经典著作。

尽管只有小部分人认为环境因素会引发疾病,但放到 18 世纪的时代背景下,有这种认识和关注总是好事。在拉马齐尼殁后 75 年,即距今 200 年前,一位医生准确地证明了我们今天所谓的环境癌症或称职业癌症的发病机制。

---

[1] 译者注:书名原文 De morbis artificum diatribe,本书有《论工匠的疾病》《论工人的疾病》《论手工业者的疾病》《工人的疾病》等译名,今据 [美] 西格里斯特著,秦传安译,《疾病的文化史》(中央编译出版社,2009 年)第二章《疾病与经济》,取 "论工人的疾病" 译名。

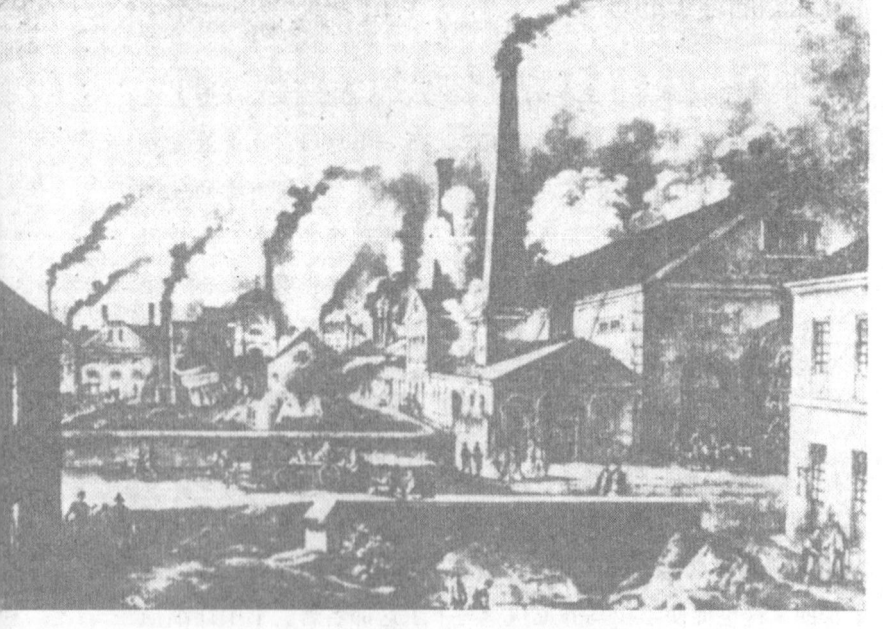

图47 1850年的英国工厂

伦敦圣巴塞洛缪医院有一位叫帕西瓦尔·波特的外科医生。1775年，他在当时的外科学期刊上发表了一篇论文，题为《一个只在特定人群中发生且从来未受关注的疾病——烟囱清理工的癌症》，文中写道：

> 这个病多发于阴囊下部，常伴有疼痛、凸起发硬的溃疡，工人们称之为煤灰疣。……这些孩子的命运异常悲惨：在他们还是儿童时……被塞进狭窄的，甚至有时还是热的烟囱里清理，被擦伤、烧伤……随后当他们进入青春期时，还有很高概率患上这个最痛苦、最致命的疾病。其他的职业工

人倒没有这种病。我认为这是煤灰掉进阴囊皮肤的皱褶之间，刺激皮肤而引起的。[1]

在精准的观察之上，波特详细论述了阴囊癌是烟囱清理工的职业病，致病原因是煤灰，潜伏期为10年左右，除了在发病早期手术切除之外没有任何治疗法。然而波特这个先驱性质的工作在当时没有掀起多大水花，在长达一个世纪的时间里无人问津，直到现在癌症研究成为显学，其价值才终于得到认可。

正如波特所写，在当时的英国，清理烟囱不是刷子伸到烟囱里把煤灰扫下来，而是要一个小孩子爬到大烟囱里头一层一层地清理。18世纪之后，随着英国矿业的繁荣，城市设施和住宅的燃料消耗增大，烟囱清理也成了一份重要的职业。这份危险又劳累的工作落到了贫民阶层的男性身上。19世纪作家查理·金斯莱的《水孩子》（1863年）的主角就是一个清理烟囱的小男孩，而这本书也成了议会立法保护童工的契机。另外，查尔斯·兰姆的《伊利亚随笔》（1823年）写道：

我一见扫烟囱的就觉得高兴。可是，要明白我说的不是什么扫烟囱的大人——扫烟囱的老头没有什么趣儿——我说的是那些稚嫩的生手：黑黑的污垢遮不住他们那花儿盛开似的年华，脸蛋上还残存着母亲给他们洗洗涮涮的痕迹。他们与曙光一同来临，甚至比曙光来得还要早一点儿，他们为了找活儿而发出的幼弱呼声，听起来就像是小麻雀唧唧喳喳的啼叫。他们惯于日出之前就钻入高空干活，这在我看来则更

---

[1] 译者注：译文参考了网络博文《维多利亚时期，被卖为烟囱清扫工的童工命运，到底能有多悲惨？》。

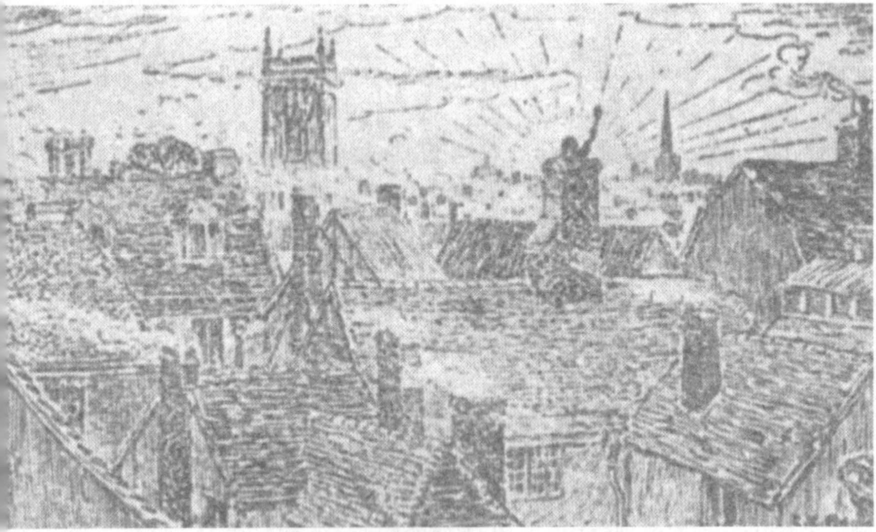

图 48　烟囱清理工
兰姆《伊利亚随笔》（1823 年）插图

像是清晨的云雀。对于这些影影绰绰的小不点儿、这些满身污垢的小可怜儿、这些漆黑一团的小天真，我常怀着一片同情的眷念。[1]

1921 年，佩尔斯通过实验，从科学角度证明了煤、炭、油等不完全燃烧所产生的煤灰（炭黑，carbon black）属于煤焦油产物，是强力致癌物（carcinogen）。

这些可爱的男孩子烟囱清理工，"黑黑的污垢遮不住他们那花儿盛开似的年华，脸蛋上还残存着母亲给他们洗洗涮涮的痕迹"，

---

[1] 译者注：译文摘自刘炳善译，《伊利亚随笔选·扫烟囱的小孩礼赞》，上海译文出版社，2012 年。

却要一天到晚钻到致癌物的巢穴里，年复一年地过着暗无天日的生活。长大成人之后还要备受癌症折磨，脸上不再如"花儿盛开"，寿命也缩短了。这些不幸的烟囱清理工就像人类版的小白鼠，在不知不觉间成了环境癌症创造实验的牺牲品。

作为致癌因子的文明

帕西瓦尔·波特指出烟囱清理工因煤灰而罹患环境癌症之后的一百年间，这个问题始终无人关注。这一百年是近代工业的高速发展时期，尤其是化学工业，为人类社会创造了大量的化学产品。一方面这些化学产品是文明的新恩惠，但另一方面也给人类送来了各种疾病。环境癌症和职业癌症再也不能被视而不见了。可以说人类文明每创造一种新产品，也顺便创造了一个新的致癌物。

1822年，即波特之后约一个世纪，艾尔顿撰写报告指出砷化物可致皮肤癌；1875年，沃尔曼发现煤焦油分离技术员罹患阴囊癌；1876年，曼努埃里指出煤焦油是致癌物；1879年，厄尔士山区的矿工肺病诊断为肺癌；同年，哈廷和希恩撰写报告指粗制石油的一部分蒸馏成分可致皮肤癌；1887年，兰开夏郡的棉纺织厂职工出现了皮肤肿瘤，医学界认为是长期接触机器的矿物油所致，坊间称为"纺织工人癌"；1893年，乌纳发现紫外线可引发皮肤癌；1895年，雷恩证明了从事苯胺色素（焦油色素）加工的工人多发膀胱癌；同年，伦琴发现X线；1902年，弗里文发现X线可引发皮肤癌。

到了20世纪，人们陆续发现了大量的致癌物质，如皮肤癌的致癌物有沥青（pitch）、焦油、柏油（asphalt）、矿物油；肺癌

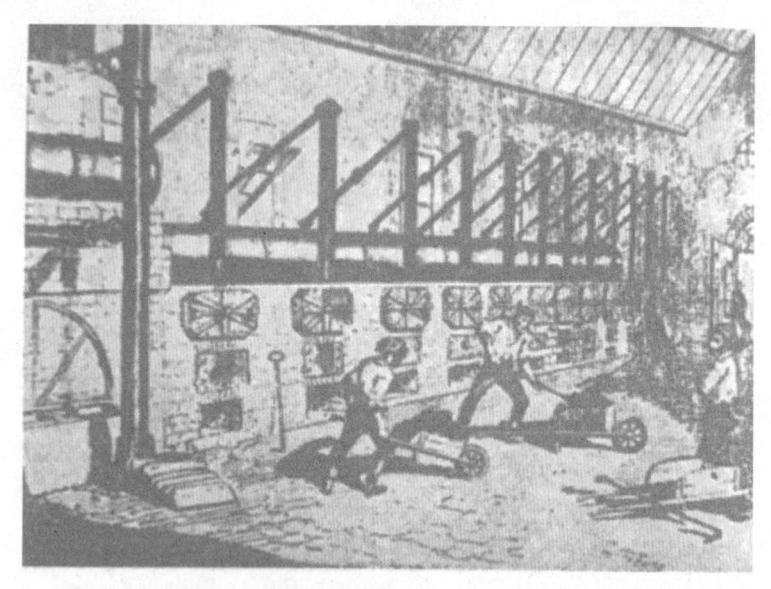

图49　1840年，一家以煤炭干馏法制备煤气、焦油和焦炭的化学工厂

的致癌物有镍、铬、砷化物、铍、石棉、煤焦油蒸汽、矿物油喷雾、辐射等；白血病致癌物有苯、X线、辐射等；膀胱癌致癌物有染料工业的联苯胺、金胺、品红和橡胶工业的β-萘胺等。

除了致癌物质之外，还有可能致癌的物质，如碳素复合体薄膜（塑料）、复合纤维、黏合剂、涂料、含氯碳氢化合物、氯仿、四氯化碳、DDT、石蜡、夜光涂料、甲基萘、对乙氧基苯脲（甘素）、合成雌激素、尿烷、二甲基黄等偶氮染料。最近，香烟（雪茄）与肺癌、放射性沉降物与白血病的关系也甚嚣尘上。时至今日，人们已经发现了300多种致癌物质。

人类在发现致癌物质的同时，也在着手尝试能不能分离出致癌物质，并尝试用这种物质创造癌症。在此背景下，对癌症的病理学研究取得了快速发展。从医学史角度来看，这或许是一件幸运的事，但放到人类历史整体来看，反倒充满了矛盾。

本来人类患癌症的主要原因不是外部因素，即不是环境因素。过去，绝大多数癌症的产生都和所谓的特定环境因素没什么关联。然而，中原和郎先生在《癌症》中指出，随着研究的推进，证明了环境因素正在促使癌症种类与日俱增。一些在今天都不明原因的癌症，说不定就是某种环境癌症。因此，人类发现致癌物质、解析癌症病理，诚然称得上是征服癌症的第一步。但问题真的那么简单就解决了吗？

今天的癌症研究是不是一味地专注于解析癌症发病机制、研发癌症特效药，照搬过去细菌学黄金时代的人们热衷于发现新病菌、研制新疫苗和特效药的做法就好了呢？前文已述，结核病等传染病的消退发生在抗生素发明之前，是环境卫生和生活水平的提高等社会因素压制住了传染病的流行。而且不同于瘟疫时期的病菌，致癌物质是人类文明所创造出来的。也正因为致癌物质是人类追求文明过程中的副产物，才让癌症问题如此难以解决。

1971年10月14日《朝日新闻》刊发了一篇叫《企业内部举报》的头条新闻，迫使四家龙头染料厂家停止生产联苯胺。自1936年起，日本国内就开始制造联苯胺。看到因联苯胺患上膀胱癌的病人越来越多却无动于衷的厂家，终于在工人、医生的争取及社会舆论的压力下屈服，紧随德国拜耳公司的脚步，决定停止生产联苯胺。这离人们发现联苯胺可致癌已经过去了半个世纪。

每四个中有一个

伴随着工业时代的黎明，人类创造出了大量的剧毒芳香烃。

这些芳香烃隐藏在煤灰之中，给生活在近代文明谷壑之间的烟囱清理工带去了一个凶猛的疾病——皮肤癌。

自从地面上出现生命，癌症便如影随形。癌症与生物的斗争历史源远流长。但是，不同于其他生物，人类是自己创造了致癌物。

阿格里科拉之后的四百年、波特之后的两百年，人类所生活的这个世界，已经发生了天翻地覆的变化，甚至可以说人类就生活在致癌物的海洋之中。本来在海里游个一两次泳还是不用担心患癌的，可惜的是人类是日复一日、年复一年地游，癌症自然会找上门来。那么，如果我们不再接触焦油、联苯胺这些致癌物，是不是就意味着至少我们可以不用患外源性癌症了呢？或者说，是不是环境癌症就能限定在专门和化学物质直接打交道的人群里头了呢？答案显然没有这么简单，反而要严重得多。

曾经有过一段时间，母乳里检测出了DDT，也就是说就连还没出生的胎儿都已经摄入这个高危的化学物质了。蕾切尔·卡森在《寂静的春天》[1]中就提到，"25年前，在孩子中出现癌症被认为是医学上罕见的事。今天，死于癌症的美国学龄儿童比死于其他任何疾病的数目都多""在1—14岁死亡的病例中有12%是由癌症引起的""临床研究发现大量恶性肿瘤患者都是5岁以下的儿童"，更可怕的是，"这种恶性肿瘤在现有已出生或待产的婴儿中急剧增多"。惠帕博士认为"先天性癌症和婴儿癌症可能与母亲在怀孕期间暴露于致癌因素有关，这些致癌因素进入胎盘，并且作用于迅速发育的胎儿组织"。近来的动物实验表明，这绝非杞

---

[1] 译者注：吕瑞兰、李长生译，上海译文出版社，2007年。引文出自第十四章《每四个中有一个》。

人忧天。

有人说癌症之所以受到瞩目，是因为其他疾病相对减少了，而且在以前一些无法诊断的疾病现在也证明了是癌症。然而，事实果真如此吗？

还是以《寂静的春天》的记载为例。1900年，美国的癌症死者仅占总死亡人数4%，到了1958年升至15%，"根据这类疾病目前的发病率来判断，美国癌症协会预计现在活着的美国人中最终有4500万人要得上癌症。也就是说每三个家庭中有两人要遭受恶性疾病的打击"。日本的情况和美国不遑多让。1935年，日本的癌症死者占总体死亡人数的4.3%，到了1973年升至18.5%，是死因的第一位，差不多每4个死者中就有1个死于癌症。而且和美国一样，这些癌症病人都是35—59岁的青壮年劳动力，无论对社会还是对家庭而言都十分重要。

今天，暴露在致癌物质环境中的不只是矿工、烟囱清理工、染匠。杀虫剂、农药，乃至食物、药物都混入了"科学的"致癌物，每个人一生下来就已经处在了与致癌物摩肩接踵的环境中。而且这些化学物质还会改头换脸出现在我们面前。例如，砷元素会污染空气和水，可能残留在食物中，也可能添加到了药物、化妆品、防腐剂和油漆之中。或许这里的每一项单独挑出来，砷含量都在安全范围之内，但这么多项加起来，甚至再配上其他的致癌物，情况又会如何呢？

1971年11月东京召开的国际癌症学术研讨会上，西德的桑德博士团队宣读了文章，指出防腐剂、医药品中含有的胺、酰胺类物质和着色剂中含有的亚硝酸盐，各自对人体的影响都不大，但一旦在人体里结合就会生成强力的致癌物。这一惊人的发现让报纸专门出了一版头条，题为《文明创造的致癌物》。

(3)　13版　昭和46年(1971年)

文明が作る発ガン物質

防食剤・医薬品の化学物質と発色剤

体のなかで結合

西独学者警告

アミン・アミド類と亜硝酸塩　空中や飲料水にも

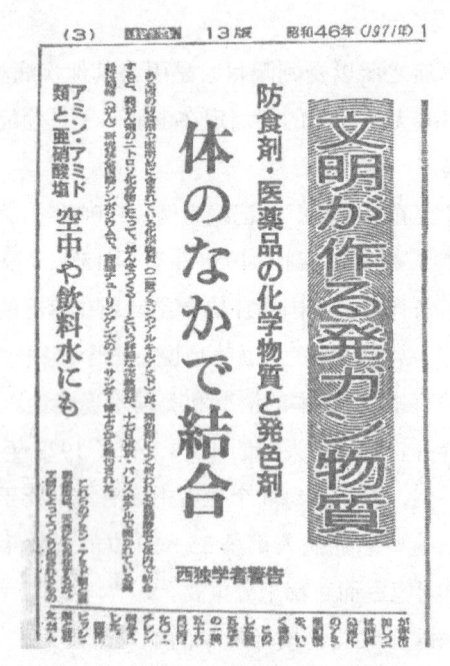

图 50　文明与致癌物的因果关系报道

《朝日新闻》1971 年 11 月 18 日

在过去，文明社会里也充斥着病原菌，就像今天我们处于致癌物的洪水之中。然而，病原菌不是人类故意撒播出去的，瘟疫消退更多的也不是因为治愈了病人，而是创造了一个隔绝病原菌的环境。

我们不否认，癌症治疗技术需要进步，而且还要大规模推广。或许未来的某一天，科学能够取得对癌症的胜利。但是，与其患了癌症之后再去治，更加治本的方法难道不是创造一个不会患癌的文明吗？

1964 年 4 月，写出《寂静的春天》，激烈控诉人类破坏自然、污染环境，带动美国民众、美国总统甚至联合国采取行动，开创世界反公害运动的蕾切尔·卡森女史因癌症去世，享年56岁。

被生命抛弃了的地方只有一片寂静……不是魔法，也不是敌人的活动使这个受损害的世界的生命无法复生，而是人们自己使自己受害。

——《寂静的春天·明天的寓言》

第 7 章
霍乱下的政府与民众

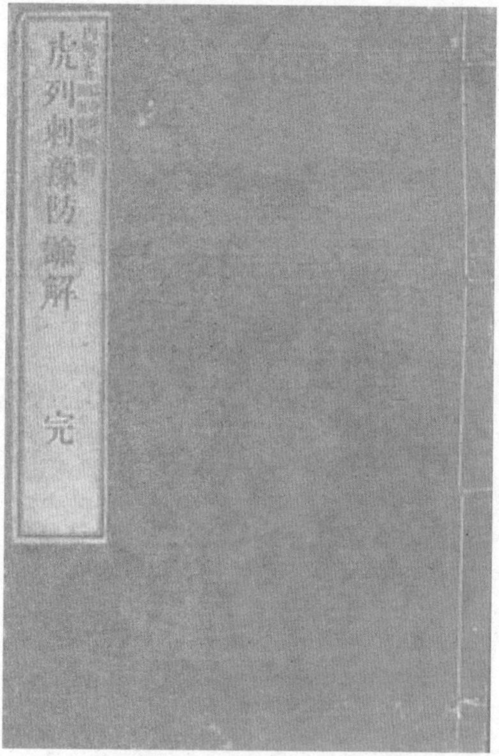

图 51　日本内务省社寺局出版的《虎列刺豫防谕解》

一座墓碑

明治十年（1877年）11月，西南战争的余热未散。当月的19日半夜，在千叶县安房郡一个叫贝渚村（今鸭川市）的小渔村，一阵急促的钟声划破了夜空。伴随着钟声，几十个手持竹枪的渔民正在围追堵截一个男人。最终男人被追上，头部数处遭竹枪刺入而亡。渔民看着男人断气，把他的尸体扔到了加茂川里。被害男性名为沼野玄昌，是一名医生。黎明时分，他的尸体被打捞上来。沼野医生在治疗霍乱病人时，被无知的村民误以为要摘取病人的胆囊，群情汹涌之下遭此厄运。

后来渔民们担心沼野医生的鬼魂回村索命，于是在沼野医生死后第七年的祭日上，在案发现场给他立了一座小小的墓碑。沼野家是邻村小凑的医学世家，42岁死于非命的沼野玄昌正是沼野家的继承人。他在佐仓顺天堂学医时便被誉为是顺天堂门下的三匹黑马之一，余下两位分别是长谷川泰和佐藤进，后来都成了明治时期日本医学医政方面的权威。迷信的村民传言拜玄昌的墓碑能治小儿肿瘤，于是纷纷到碑前参拜供养。今天这种迷信风俗自然已经不再，而玄昌墓碑也在加茂川松原这个地方不为人知地屹立了百年岁月。

霍乱，以一场血腥的开幕，出现在了明治时期的日本人面前。

近代化与霍乱

霍乱是跨国传染病的典型例子，但不同于鼠疫、斑疹伤寒、

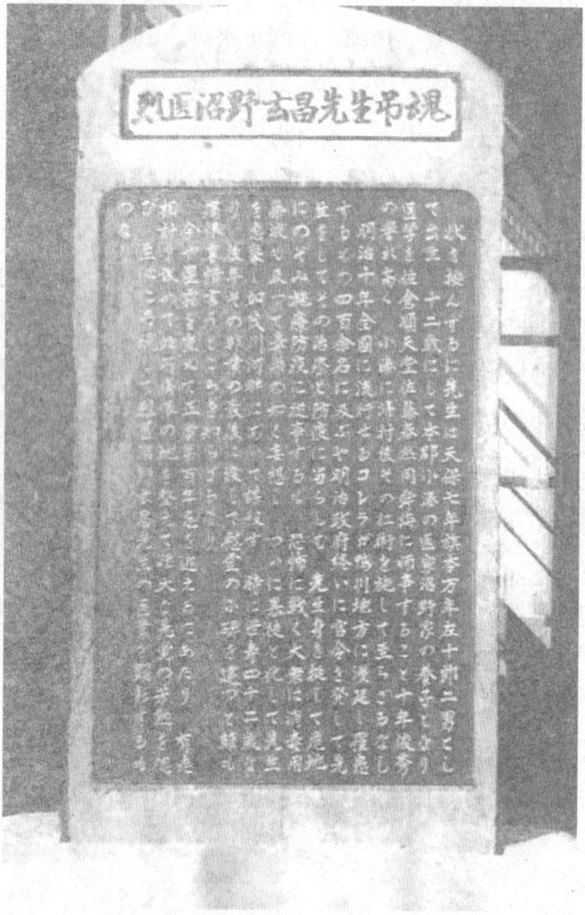

图 52　霍乱事件中殉难的沼野玄昌医生墓碑
　　　　日本千叶县鸭川市

天花和结核病的是，它的历史没那么久远，很长一段时间里都不为人所知。霍乱在 19 世纪才在国际舞台上崭露头角，在这之前，它一直龟缩在印度。

霍乱本来是盘踞在印度恒河流域（特别是孟加拉南部地区）的风土性传染病。19 世纪，随着近代文明的进步和交通渐趋发达，霍乱也乘着国际交流的东风来到了各个文明国家。换言之，霍乱的全球流行，某种意义上是世界近代化的其中一个现象。从 19 世纪初到 20 世纪初这约 100 年间，霍乱几次走出了故乡，每一次都给忘我于近代化进程的地球人扇了一记大大的耳光，让淡忘了鼠疫威胁的他们重新回想起传染病的恐怖。

霍乱是由霍乱弧菌（*Vibrio cholerae*）感染引起的急性消化系统传染病。霍乱弧菌经口进入人体，随粪便排到环境中，然后再经过其他路线再次进入人的口部，入侵人体，由此实现人传人。1884 年，科赫培养出霍乱弧菌，将之放到显微镜下观察，并依其形状特征命名为"逗点形菌"（comma bacillus），后来的细菌学分类将之称为"弧菌"（*Vibrio*）。

霍乱弧菌一般通过饮食进入人口，经口人体的霍乱弧菌通过胃部之后到达小肠，开始繁殖，繁殖出来的后代进入大肠，再次大量繁殖。人体的常驻菌没有一种敌得过霍乱弧菌，而霍乱弧菌所产生的一种内毒素会给肠壁的黏膜细胞造成某种程度的功能影响，引起剧烈的腹泻。肠道的钠离子无法被重新吸收，细胞里的水又排到了肠道内，于是人体就会出现脱水症状。假如脱水现象得不到缓解，体力就会急速消耗，导致血液循环不畅、血压低下，从而脉搏减弱，陷入虚脱状态甚至死亡。放任霍乱病发的病人，死亡率约为 75%。今天我们有了霍乱疫苗等防治手段，在医疗设施良好的地方致死率能降低到 1%～2%，但我们依然不能对

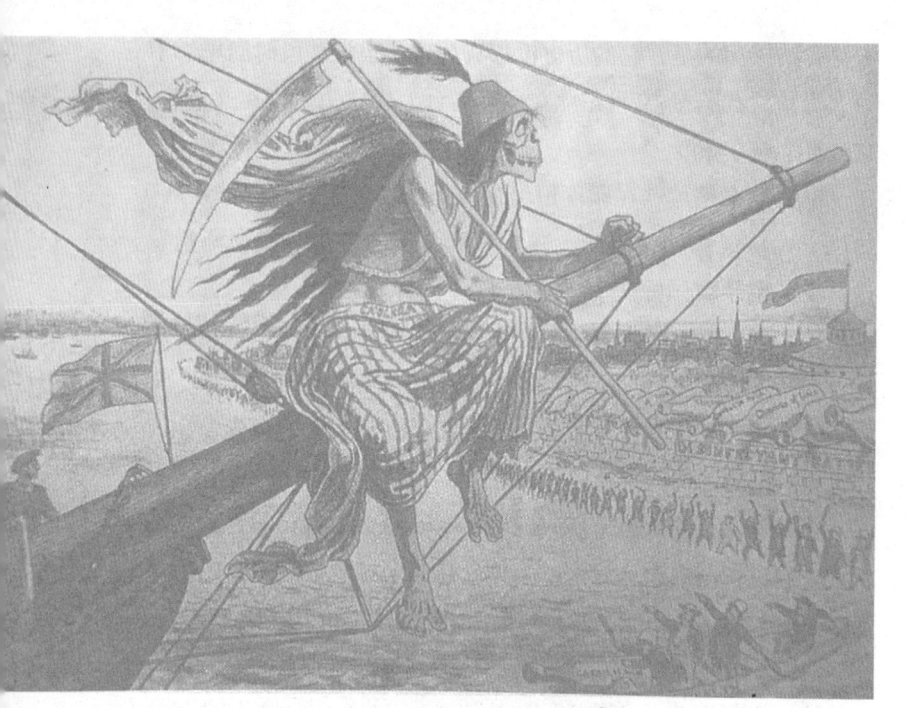

图53 阻止霍乱登陆
摘自讽刺漫画杂志《Puck》

霍乱掉以轻心，因为它的传染路线太巧妙，传染速度也太迅速。

那么，霍乱是何时开始在恒河三角洲地区筑巢的呢？囿于史料缺乏，目前无法准确定位其起源地。目前最早的史料是一座公元前300年的石碑碑文，上边的瘟疫记载疑似霍乱症状；7世纪的中国典籍里可见疑似霍乱的消化器官疾病记载；1498年，环球一周的瓦斯科·达·伽马船队传入了欧洲第一份霍乱记录；1629年，荷兰东印度公司的医生邦提厄斯报道称爪哇发生了疑似霍乱的传染病疫情；18世纪末，驻印英军中暴发了霍乱疫情，数千名士兵死亡。

可见，一开始只是孟加拉南部的恒河三角洲风土病的霍乱，从一个地方性流行病（endemy）逐渐传播到中国东海岸、爪哇、锡兰等，发展成了区域性流行病（epidemy），然后乘胜追击，在19世纪乘着世界近代化的浪潮，踏上了向全球性流行病（pandemy）发展的征途。1817年，是霍乱的命运之年。

霍乱疫情

第一波疫情是1817—1823年。

1815—1817年，印度农作物欠收，引发了饥荒。或许是因为这个原因，一直蜷缩在故乡孟加拉的霍乱突然挺身迈出了脚步，1817年8月袭击了加尔各答，1818年北上入侵尼泊尔，并沿恒河取道阿格拉和德里，于1820年到达旁遮普，然后转头向西往苏拉特、孟买而去。另一支南下的霍乱军团则取道马德拉斯（今钦奈）、玛兹拉，在1818年12月穿越锡兰，于翌年传到了科伦坡。

1821年，霍乱渡海来到了阿拉伯半岛的阿曼，又从巴林群岛出发经波斯湾东岸的布舍尔到达设拉子和德黑兰，波斯湾畔的巴士拉也出现了霍乱的身影。之后，霍乱继续沿着底格里斯河进入巴格达，溯幼发拉底河而上，于1822年到达里海和黑海之间的第比利斯，又进一步传入阿斯特拉罕。还有一支霍乱军团跟着商队传播到了叙利亚，1822年11月出现在阿勒颇，翌年出现在亚历山大市。但就在这个离欧洲只有咫尺之遥的地方，霍乱军团被挡住了，最终也未能成功入侵欧洲。此外，在1821年，阿拉伯的奴隶船把一支霍乱小分队带到了非洲东海岸的桑给巴尔。

另一厢，东进的霍乱军团在1819年攻进了缅甸和暹罗，并沿海路血洗了马六甲、槟城和新加坡,翌年登陆曼谷。同年,霍乱横扫爪哇、婆罗洲等印尼群岛,菲律宾的马尼拉也被波及。

1820年,霍乱来到了中国,在广东上岸,然后经宁波逆长江而上,翌年在华北掀起一股腥风血浪,连北京也未能幸免。霍乱甚至还有余力越过万里长城,到达遥远的沙俄恰克图。

1822年,霍乱余波传到了日本,这是日本的第一波本土霍乱疫情。其来源暂无定论,可能是由中国华南地区来日的船只传入,也可能是经朝鲜半岛传入,总之霍乱最先在日本的西南地区暴发。

以上就是霍乱的第一次征程。从1817年开始,在横扫了亚洲各国之后,还几次熬过了隆冬,终于在1823年偃旗息鼓。

第二波疫情发生在1826—1837年。

霍乱在故乡孟加拉南部蛰伏了三年左右,1826年卷土重来,再次踏上称霸世界的征途。这一年,霍乱逆恒河而上,翌年攻入旁遮普。1829年,从阿富汗传到波斯。之后取道美索不达米亚平原,1830年传入阿拉伯,并在翌年借麦加朝圣造成大流行,杀死了12 000人。往埃及的分队则沿开罗、底比斯、亚历山大港杀到了突尼斯,在1835—1837年转向南下,经过苏丹、埃塞俄比亚、索马里兰到达桑给巴尔。

另一支北上的霍乱军团经波斯入侵沙俄乌兹别克,在布哈拉混进了商队,传到了欧俄地区的奥伦堡,并突破了俄国防疫人员的天罗地网,在1830年攻进了莫斯科,血洗圣彼得堡,还分兵往芬兰和波兰而去。得势的一支部队南下入侵奥地利,1831年维也纳沦陷。另一支部队则绕过波罗的海,从陆路进攻普鲁士的但泽,攻下之后又于同年接连攻陷柏林和汉堡。

1831年10月,不知道是不是真的造了艘军舰的霍乱突然出现在英国东海岸桑德兰，在接连攻下纽卡斯尔、爱丁堡两座城市之后，于 1832 年 2 月兵临伦敦，同年 3 月入侵爱尔兰都柏林。几乎同时，多佛海峡对岸的加莱也出现了霍乱。正当人们以为能抵挡一阵的时候，霍乱又突然在巴黎显现，进而席卷法国全境。这一年，比利时、荷兰、挪威等国家的主要城市都遭到了霍乱的袭击。

1832 年，势如破竹的霍乱飞越大西洋，来到了美洲。霍乱首先在加拿大魁北克登陆，然后向着内陆迈进。几乎同时，美国纽约、费城也出现了霍乱。1834 年，霍乱越过洛基山脉，到达了太平洋沿岸。在拉丁美洲地区，1833 年墨西哥和古巴遭霍乱屠城。1837 年，中美洲的尼加拉瓜、危地马拉也遭到袭击。至于远东地区，1835 年霍乱入侵中国，在广东掀起了第二波疫情。

综上，第二波疫情攻下了过去的处女地——欧洲和美洲。两次疫情加起来的短短 20 年时间，霍乱几乎在地球的每个角落都留下了自己的足迹。恐怕世界上没有其他生物能够在如此短的时间里做到这么广域的世界旅行了。

此后，在故乡印度时不时暴发的霍乱特种部队还和前两次的残余分子沆瀣一气，前后在世界各地又造成了另外四波疫情——第三波疫情 1840—1860 年、第四波疫情 1863—1879 年、第五波疫情 1881—1896 年、第六波疫情 1899—1926 年。

在这四波疫情中，第三波疫情在欧洲造成的死亡率是最高的，如法国死了 14 万人，意大利死了 24 000 人，英国死了 2 万人。1854 年，正值伦敦霍乱大流行时期，斯诺证明了霍乱传播的原因在于饮用水污染，这是传染病学上的一大发现。另外，第三波疫情也影响到了日本，造成了安政五年（1858 年）的大瘟疫。

第五波疫情在埃及暴发。此时的欧洲医学界迎来了细菌学的曙光。1883年，科赫被派往埃及，在当地展开了一系列的医学研究。1884年7月，他在柏林宣布了霍乱弧菌的发现。随着病原体的发现，霍乱防疫体制得以建立，随着第六波疫情的过去，霍乱终于跌下了华丽的历史舞台，回到孟加拉好好当个乡巴佬。

此外，在第五波疫情过程中的1892年，青年医生契诃夫一边写作《第六病房》，一边在莫斯科郊外忙于霍乱防疫工作。1893年，在圣彼得堡奏响《悲怆交响曲》的柴可夫斯基患霍乱去世。

幕末虎列刺流行记

日本的第一波本土霍乱疫情发生在文政五年，即霍乱迈出孟加拉的五年后，是第一波世界疫情的余波之一。目前暂时不清楚传播路线，有可能是从朝鲜传来的，也有可能是从南方传来的，总之这个在日本历史上前所未见的凶猛疾病出现在西南地区，对马地区称之为"见急"，丰后地区称之为"铁炮"，大坂则称之为"三日筲劳痢"。霍乱从山阳道侵入大坂，波及京都，进而蔓延到伊势路、东海道，但未能越过箱根。

36年后的安政五年，第三波世界疫情的余波也来到了日本，是日本的第二波本土霍乱疫情。这次疫情持续了三年，造成了无数悲剧。当时恰巧住在长崎的第一位雇佣外国人[1]——荷兰医生

---

[1] 译者注：原文为"お雇い外国人"。明治维新时期，日本政府希望能够直接获取近代知识和技术，于是大量招聘外国知识分子，这些知识分子被称为"お雇い外国人"，即"雇佣外国人""雇来的外国人"之意。见[日]池上俊一著，拙译《历史的基因：英国》，广东人民出版社，2021年，第3页。

庞贝·范·梅尔德沃特（Pompe van Meerdervoort，1829—1908年）详细记录下了这次的霍乱疫情情况。他在《驻日五年》[1]（*Vijf Jahren in Japan*）中写道："1858年7月，美国密西西比号舰把霍乱从中国带到了日本。"这艘密西西比号是五年前佩里在浦贺登岸时，东印度舰队的其中一艘船。"自1822年以来，日本国内就没有一个疾病能如此恐怖。很多人因病而死，活着的百姓也无精打采""他们认为这一切都怪日本向外国打开国门，不然自己不会遭此厄运，遂纷纷敌视起在日的外国人"。庞贝本人"采取了一系列手段防止疫情蔓延"，幕府"也颁布了卫生办法，非常努力地予以执行"。

但疫情实在过于凶猛，从九州、四国一路传到了大坂、京都、江户，甚至远达箱馆（今函馆），出现了许多死者。据《安政箇劳痢流行记概略》载，江户"在八月上旬至中旬，病人以倍数增加，死者多则一町百余人，少则五六十人。棺材摆满大街小巷，葬礼昼夜不绝。御府内[2]几万间寺庙，间间门庭若市。火葬场的棺材堆成小山，几无人可立足之地"。光是江户一处，死者已达10万余，也有观点认为是26万余。

说到安政五年的大事，其一是幕府同意开港，其二是安政大狱[3]，其三就是霍乱疫情了。由于幕府将军德川家定也染上了霍乱，汉方医束手无策，不得不请兰医（江户时代的荷兰医生）诊治。以此为契机，时年7月3日，幕府解禁兰医，准许官医采用西方医术，并提拔伊东玄朴等人为官医。

---

1 译者注：日文译本为沼田次郎、荒濑进译，《日本滞在見聞記：日本における五年間》，雄松堂書店，1968年。本书无中文版，相关引文依日文译出。
2 译者注：即"府内"，"御"字为接头词，无意义。指代江户城内的街市区域。
3 译者注：时年，江户幕府的大老井伊直弼擅自与美国签订通商条约，并将反对派大批下狱之事。

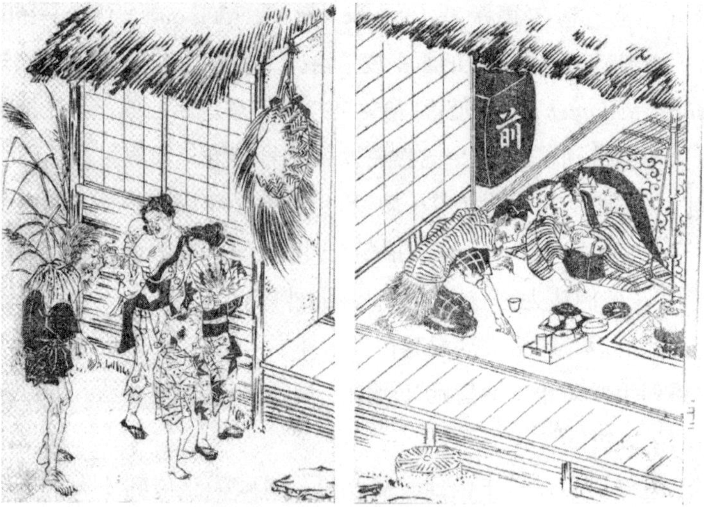

图54 安政年间的霍乱疫情
作者所藏《安政箇劳痢记》（安政五年刊）

1862年，即文久二年，日本暴发了第三波本土霍乱疫情，短短一个夏天就感染了56万余人，光是江户一处就有73 000人死亡。而彼时的日本，也迎来了明治维新。

明治维新与霍乱

日本在霍乱的洗礼下迎来近代的曙光。准确地说，不只是霍乱，还有天花、赤痢、肠伤寒、鼠疫等急性传染病，都纷纷随着文明开化的浪潮，化作海啸冲击日本。

先是天花，在明治七年至八年大流行，在明治十九年至二十年、二十五年至二十六年又有几次间歇性流行，印证了幕末以来政府推行的种痘努力还存在相当缺陷。赤痢则在明治十六年始发于九州和四国，在短时间内发展为大流行病，在明治二十六年至二十七年席卷全国，后来退化成一个顽固的风土病。在这两个大病的基础上，还伴有肠伤寒、白喉、流感的流行，本来已经够难受的了，到了明治三十二年，鼠疫突然杀入，此后不断爆发小范围流行。明治后半段，慢性传染病广泛且深入地蔓延到各处，以梅毒为首的性病及麻风病、结核病成了不可忽视的社会问题。

而这一系列传染病中，最大的敌人当数霍乱。霍乱在明治十年、十二年、十五年、十八年、十九年、二十三年、二十四年、二十八年反复流行，整个明治时代共44年中，死于霍乱的人数就多达37万余人，比甲午战争和日俄战争加起来的死者都要多。

过去耽于锁国和封建的日本在迎来明治维新后，无论外在还是内在都发生了大变动。人员、物资快速流动；新兴产业改变着民众生活；不断的内战和对外用兵；逐渐荒废的乡村；平民猬集的城市……表面上说着文明开化，实则卫生环境和江户时代一样，上下水道数量近乎为零，铁路上倒是能跑装着电灯的火车，然而民众的饮用水还是细菌的天堂，街道屎尿横流，传染病怎么可能不蔓延开来！？首先是消化系统的传染病如入无人之境，尤其是乘着世界近代化浪潮，已经环游世界几圈的霍乱，遇上了正在一心搞近代化而无暇他顾的日本，更是绝无放过的道理。

公认的明治第一波霍乱疫情发生在明治十年（1877年）9月的横滨，初始病人是美国商行里工作的两名老妇女。来往日本和清帝国两地的美国船只把厦门的霍乱运到了日本，然后传染了她们。其实在8月，长崎大浦已经出现了霍乱疫情，靠港的英国船只把死于霍乱的水手埋葬于大浦的山上，从而传染了帮忙下葬的日本人。

表 1　明治九年至二十年霍乱、赤痢、肠伤寒、天花的患病人数及死亡人数

明治纪年	霍乱 患病数	霍乱 死亡数	赤痢 患病数	赤痢 死亡数	肠伤寒 患病数	肠伤寒 死亡数	天花 患病数	天花 死亡数
九年（1876年）	—	—	976	76	869	108	318	145
十年（1877年）	13 816	8027	349	38	1964	141	3441	653
十一年（1878年）	902	275	1078	181	4902	558	2896	685
十二年（1879年）	162 637	105 786	8167	1477	10 652	2530	4799	1295
十三年（1880年）	1580	618	5047	1305	17 140	4177	3415	1731
十四年（1881年）	9387	6237	6827	1802	16 999	4203	342	34
十五年（1882年）	51 631	33 784	4330	1313	17 308	5231	1106	197
十六年（1883年）	669	434	20 172	5066	18 769	5043	1271	295
十七年（1884年）	904	417	22 702	6036	23 279	5969	1703	410
十八年（1885年）	13 824	9329	47 307	10 690	29 504	6672	12 759	3329
十九年（1886年）	155 923	108 405	24 326	6839	66 224	13 807	73 337	18 678
二十年（1887年）	1228	654	16 147	4257	47 449	9813	39 779	9976

(续表)

明治纪年	霍乱 患病数	霍乱 死亡数	赤痢 患病数	赤痢 死亡数	肠伤寒 患病数	肠伤寒 死亡数	天花 患病数	天花 死亡数
二十一年（1888年）	810	410	26 815	6576	43 600	9211	4052	853
二十二年（1889年）	751	431	22 873	5970	35 849	8623	1324	328
二十三年（1890年）	46 019	35 227	42 633	8706	34 736	8464	296	25
二十四年（1891年）	11 142	7760	46 358	11 208	43 967	9614	3608	721
二十五年（1892年）	874	497	70 842	16 844	35 636	8529	33 779	8409
二十六年（1893年）	633	364	167 305	41 284	34 069	8183	41 898	11 852
二十七年（1894年）	546	314	155 140	38 094	36 667	8054	12 418	3342
二十八年（1895年）	55 144	40 154	52 711	12 959	37 015	8401	1284	268
二十九年（1896年）	1481	907	85 876	22 356	42 505	9174	10 704	3388
三十年（1897年）	894	488	91 077	23 763	26 998	5697	41 946	12 276
三十一年（1898年）	655	374	90 976	22 392	25 297	5697	1752	362
三十二年（1899年）	829	487	108 713	23 763	27 673	6452	1215	245

摘自厚生省医务局《医制八十年史》，印刷局朝阳会，1955年

霍乱在东西两处——横滨和长崎的埠港同时起火,掀开了明治霍乱流行史的帷幕。横滨的霍乱疫情很快传到了东京,并扩大至关东、甲信越地区[1];长崎的霍乱疫情则传遍了九州岛,向着中国[2]、四国、京阪神蔓延,甚至还通过别的途径传到了东北地区。明治十年同时也是西南战争爆发的一年,当战乱平息,政府军陆续凯旋而归的同时,也把霍乱从海陆两路带到了全国各地,本章开头的沼野医生的悲剧就发生在这段时间。

明治十年的霍乱疫情以患病 14 000 人、死亡 8000 余人告终。明治十二年,爱媛县再次暴发霍乱疫情,由于这次的传染源在别府温泉,所以传染人数非常多,很快就造成了极其严重的全国性大流行,病人人数 16 万,死亡人数多达 10 万余人。明治十五年,蛰伏在横滨的霍乱又露出了獠牙,这次疫情的死亡人数有 3 万余人。明治十八年的疫情暴发于长崎的外国人居留地,在冬天过后迅速四散往全国各地,再次酿成了超过 10 万人死亡的惨剧。

明治二十三年(1890 年)的疫情,导火线是赖朝丸事件。赖朝丸是一艘来往于上海和口之津[3]的运煤船,初始病人是船上的两名运煤工人、外国舵手的日本情妇及其母、接待过船员的妓女及其妹。明治二十八年疫情是参加甲午战争的日本士兵把霍乱病菌带回了日本从而传播开去的,虽然这次疫情在当年就被扑灭了,但也有 5 万多人感染。

---

1 译者注:关东地区,包括今东京都、千叶县、神奈川县、埼玉县、茨城县、栃木县和群马县;甲信越,即甲斐、信浓、越后三地合称,分别是今天的山梨县、长野县和新潟县。
2 译者注:指日本中国地区,由冈山、广岛、山口、岛根、鸟取五县所组成的区域。
3 译者注:口之津,地名,位于长崎县岛原半岛最南端的一处港口城市。

《虎列剌豫防谕解》

在明治维新正酣之际，接二连三暴发的霍乱疫情成了国家和社会的大问题。其实明治政府在得知霍乱入侵之后马上就采取了措施，颁布了一系列法律法规，又组建了专门的组织部门来应对疫情。

明治十二年霍乱疫情之际，明治政府迅速召集了一批医生——包括日本本土和外国医生——组成中央卫生会，然后又在各地区组建相应的地方卫生会，甚至还发动群众，制定町村卫生委员制度，卫生委员由当地群众投票选出，俨然一副官民联合，众志成城，战胜疫情的姿态。在欧洲，霍乱被称为是"卫生之母"，这句话用在日本身上也毫不为过，日本卫生行政的起点正是霍乱。

然而疫情范围扩大之后，政府反倒把这个问题抛诸脑后了。高额的皇室支出和军备扩张费用挤占了防疫预算，好不容易才搭建起来的地方卫生组织体制轰然解体。

另外，在明治二十年前后，关于霍乱的病因，科赫的细菌说和皮腾科菲尔的土壤说两大阵营还争论不休，即使在世界范围内也依然没有特别有效的防治手段。在医学条件有限的情况下，只能靠公共卫生手段了。当时明治政府的防疫措施主要有三点——清洁、消毒和隔离。第一点其实是应对传染病的治本措施，即改善环境，然而这要花大笔经费，与富国强兵的基本国策相矛盾，于是政府只采取了消毒和隔离两者，清洁措施则被迫押后。为了尽快出成效，政府在明治十九年创设了新官制，把地方卫生行政的业务交给了警察部门负责。可见，明治政府意不在改善全民保健卫生条件，而是想通过实施强制性的防疫政策来扑灭疫情。正如川上武先生所指，"从属于警察行政的卫生行政，其官僚化成了日后日本医疗的沉疴宿疾，是导致卫生行政陷入停滞的重大因素"。

在这里要介绍一本书——内务省社寺局、卫生局编纂，明治十三年4月12日出版的《虎列剌[1]豫防谕解》。这是政府发动的自上而下卫生运动的一例。书中《绪言》部分如此写道：

> 去年，虎列剌病流行，患者达十六万余人，其中十余万人因之牺牲，逞人世之毒害者毋甚于虎列剌。当是时，政府发豫防规则，各地方官吏虽百方尽力于此，憾细民不解其旨，不知病毒可畏，或隐蔽避忌，或顽嚣不逞。以诚实遵奉者之少，不能见十分之豫防成效矣。盖开谕启导斯民，若非先发其蒙，任如何良善之法律，决不能结其美果。然朝朝夜夜孜孜谆谆，户说家谕，遂能挑发其良心，解顽启愚，以使斯民脱此至惨之毒害者，非有赖于教导职之说谕不可。

接下来是各种训诫，如"凡传染病之原因有四项"，分别是"空气、饮水、饮食物、与他人之交通"，然后一一晓以利害；提到隔离病院——避病院时，谓之"决计不可粗略马虎"，应"速送病人往避病院为宜"；最后以"祈各人能正直注意此谕解箇条而守之，人人安全无事。当知一人安全，则家内、町内、村内安全，天下亦太平也"结尾。

这种宣传刊物，一方面的确有政府开明努力的一面，值得肯定，但另一方面光靠自上而下的卫生运动不仅无法扑灭霍乱疫情，反而会招致民众的反感和不信任，引起一连串相关的社会问题。

---

[1] 译者注：虎列剌，霍乱的日语音译。

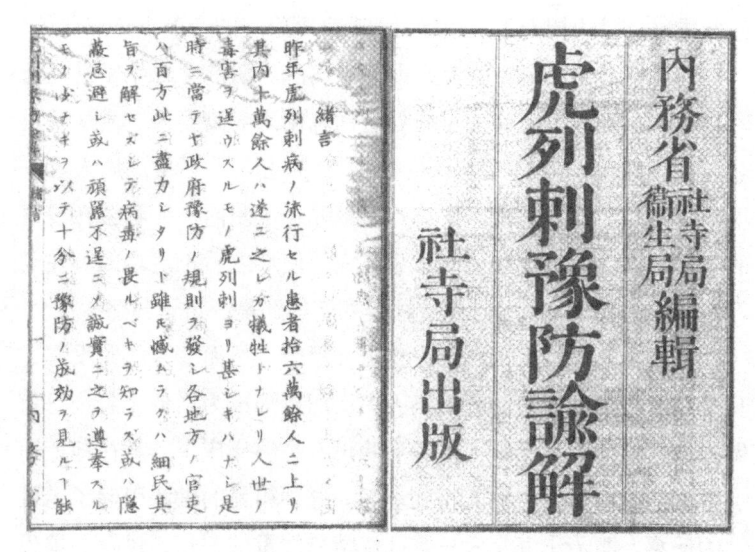

图55　明治十三年，内务省社寺局出版的《虎列剌豫防谕解》，立川昭二收藏

未得虎列剌，巡捕已先达

让腰佩军刀、耀武扬威的警员去抗疫，措施本来就是高压武断的，他们不会跟百姓讲什么民主权利，因此一旦遇到霍乱疫情这种事，百姓和官方之间必然会发生对立甚至冲突。说起"霍乱"这个词，老百姓们怕的不是霍乱这个病本身，而是借着消毒、隔离的名头，不分青红皂白地闯进老百姓家里胡作非为的警员。

　　今我说巡捕，咬牙复侧目。未得虎列剌，巡捕已先达。

这是明治十五年前后的童谣《嘿咻嘿咻》的一段。从歌词中我们能够读出老百姓对强制隔离的怨言。据说当时很多小孩子三五成群，一边招着手一边伴着"嘿咻嘿咻"的音节唱这首曲子。

老百姓最怕的是避病院，即隔离病院。明治十二年霍乱疫情时，东京在市内紧急修建了几处避病院用来隔离病人。避病院虽名为"病院"，实则只是板房。医生、护士人手不足，病人无法得到合适的治疗和护理，十有八九都死在了院内。死者会在警察的监督下火化，就连避病院本身在完成使命之后也会烧毁。在老百姓眼中，避病院就是地狱，往避病院的路是一条不归路。

明治十五年，东京再次遭到霍乱侵袭。然而警视厅并没有一马当先地与市政府一同救助病人，反而以隔离为当务之急，每天做的事就是抓人强制隔离。避病院没有足够病床了，就往地上铺一张席子或毯子，把病人扔到上面。这种粗暴的做法引起了老百姓的反感。明治十九年——霍乱疫情最严重的一年，民众的惶恐情绪达到顶峰，看到市内五处避病院实在装不下了，警察居然把还剩一口气的重症病人直接送到火葬场。据《警视厅史》记载，彼时市内的所有火葬场通宵达旦开工，却仍然赶不上送过来的速度。光是这一年，赤痢、肠伤寒、天花、霍乱四种传染病在日本就造成了14.6万余人死亡，与日俄战争的死亡人数不相伯仲。

这个时候，日本政府在做什么呢？把抗疫的成本转嫁到了地方财政上，中央财政则用来扩充军备、修建宫殿、条约谈判及在鹿鸣馆[1]开舞会逃避现实。就在上一年的年末，从长州一介足轻小卒爬到了首任内阁总理大臣之位的伊藤博文，还忍着消毒水的气味跑去日本桥的青楼，躺在宠妓的膝上高谈阔论天下大势。

日本只顾在富国强兵之路上一路狂奔，却不改卫生行政那股视人命如草芥的歪风邪气。曾任东京大学内科教师的埃尔文·贝

---

[1] 译者注：明治初期修建的一座洋楼，用作日本高层与外国使节的社交场所。

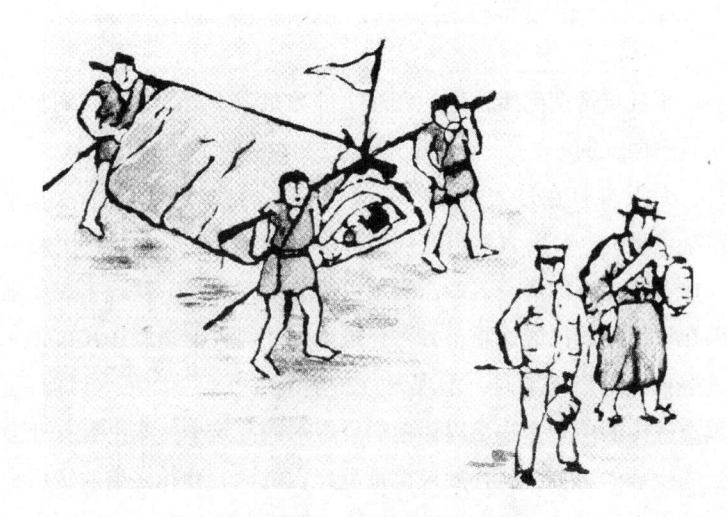

第 7 章 霍乱下的政府与民众　189

图 56　抬送病人到避病院，巡捕和官吏在前开路，1895 年

尔茨（Erwin Baelz）在明治二十五年（1892 年）3 月 10 日的日记中写道：

> 我和学生们去了位于驹达的天花医院。太恶心了！医院里有 400 个病人，而且时不时一天还会新增 50 个，然而整家医院竟然只有 80 个医生、20 个护士，而且当中还有相当一部分新手！明明已经是冬天了，竟然还让病人住在这种连糊在木门上的纸都破破烂烂的板房里！实在太过分了！到底东京市为这些生病的老百姓做了些什么！？现在可是霍乱、伤寒、天花这些传染病的疫情期间！然而偌大的东京，竟然连一家好歹能像照料一匹马那样照料病人的收容医院都没有！

霍乱下的日本社会

霍乱疫情期间所发生的残忍事件数也数不清，下面我们只列举其中两三例。

大阪 N 町在过去是与东京 M 町齐名的贫民窟。明治十九年霍乱疫情时，N 町自然也有病例。听到消息之后，当局马上封锁入口，清点町内居民人口，隔断町内与外部交通。按理来说，被困在里面的居民应该想千方百计逃出去才对，但怪就怪在过了几天巡捕来清点人数时，发现人竟然多了。可能对赤贫人口而言，隔离区内的免费食物足以让他们克服对霍乱这个传闻十有八九会死的疾病的恐惧，况且如果得霍乱死亡的话，葬礼之类的费用都由政府出钱，所以当时甚至出现了"要死就得霍乱死"的谚语。

这件事出自某个报社记者所写的报道，按这篇报道的说法，N 町的霍乱疫区和盗窃案发区是完全重合的。贫穷、犯罪和瘟疫互为因果的恶性循环在图 57 中一目了然。

细井和喜藏的《女工哀史》有这么一段令人不忍卒读的描述：

很久之前大阪虎疫猖獗时的某个夏天，一家十分在乎"厂誉"的工厂逼迫厂医隐瞒了厂内有人感染的消息，却弄巧成拙，一石激起千层浪，这个可怕的病菌刹那间就感染了厂内所有宿舍。工厂与辖区的警署勾结，借建隔离室的名义，在离宿舍还不到 30 间[1]远的厂区内急急忙忙搭建起了一座大板房。屋顶是白铁皮，太阳一晒热得发烫。屋子里就铺着乱编的草席。病人们被赶到板房里。工厂增聘了一名临时

---

1 译者注：间，日制长度单位，1 间约为 1.82m。

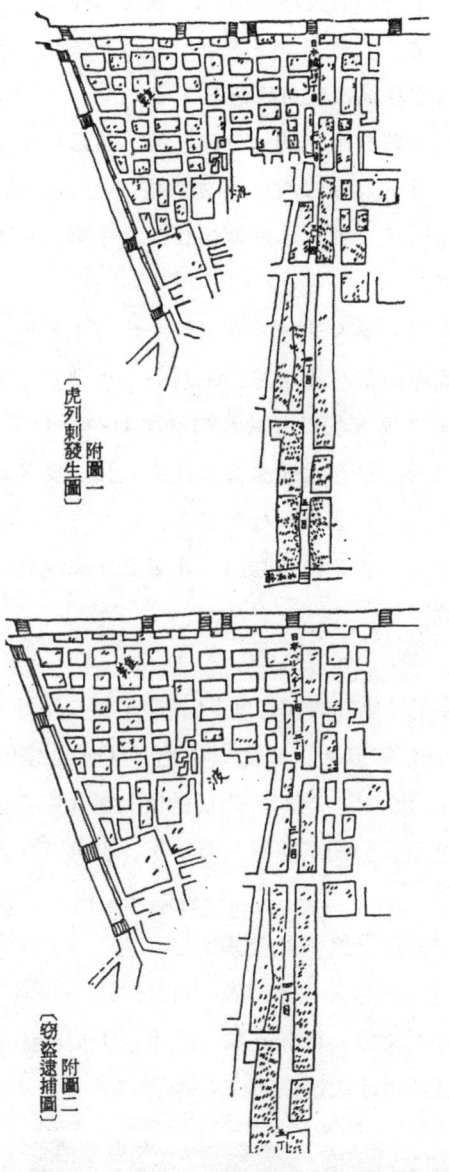

第 7 章　霍乱下的政府与民众　　191

图 57　明治 19 年大阪 N 町的霍乱疫区及盗窃案发区图

医生，说是帮助抗疫防疫，但心底里已经认定当中的确诊病人全部死定了，为了省下多余的费用和流程，干脆收买了医生，让医生往病人服用的药里下毒。

病人服药后感觉胸口一阵苦闷，然后纷纷倒下，脑中一片虚无，就这样断了气。察觉到有异的其他病人不肯服药，工厂竟然叫了一批地痞流氓按住病人手脚，撬开她们的嘴巴强行灌药。

喝完药，病人开始呼吸困难。然而工厂不等她们完全断气，径直把她们拖出板房，拖到一个叫"尸体室"的小房间里。房间里没有棺材，病人们被扔到一个钉子都没拔干净，还渗着机油的机器空箱里直接送去火化。要是病人的亲属过来讨说法，工厂也只是敷衍了事，借口自己只是按警察要求办事，毕竟现在是疫情期间。几百名女工就这样成了无家可归的冤魂。

松冈好一的《高岛煤矿惨案》[1]记载了另一个让人毛骨悚然的事件。明治十七年夏天，高岛煤矿出现了霍乱疫情，矿区里的3000名矿工死了过半。当时，煤矿的所有者是三菱公司。在出现疫情的一天之后，公司迅速把所有矿工，不分有病没病全部运到海边的火葬场，每5人或10人一组烧死。由于手段如此惨无人道，高岛煤矿事件自然一下引爆舆论。

霍乱作为一种社会化流行病，对其采取一些强制防疫手段无可厚非。但是明治维新的花花舞台之下，类似的惨事竟然接连不断，这似乎已经不能用抗疫防疫去解释了。

---

[1] 译者注：松冈好一，《高島炭礦の惨状》,《日本人》第6号，1888年。

霍乱一揆[1]

警营的大胡子巡捕、邻村过来支援的高瘦巡捕、在一处三里见方的停车场里开业，穿着一身旧西装的医生、穿着红黑缎无裆袴的公所副所长、提着消毒工具的两个杂工，这帮人今天也像往常一样穿街过巷，每家每户地给人强行视诊。

这段话出自石川啄木的小说《赤痢》(《スバル》创刊号，1909 年)，描写的是当时的传染病防疫情景。一听到有传染病，警察一马当先，带着辅警、医生一起，擎着防疫的尚方宝剑强行给老百姓消毒、隔离。本来老百姓对于维新迈向新生活的梦想就已经破碎了，再遇上这种防疫行政，很容易会产生误解，引发反感和愤怒情绪，从而出现隐匿病人、不肯配合消毒工作、不信任避病院等行为。在霍乱疫情期间，报纸上时不时都有老百姓把病人藏在天花板上，或者认为防疫人员喷洒消毒液是在"传播虎列剌"，骂骂咧咧地拿水冲掉之类的报道。当中老百姓最不相信的是避病院，这种不信任可谓根深蒂固，明治十二年 8 月 23 日《东京曙新闻》报道说"坊间谣传避病院会摘取活人胆卖给洋人，谓美国总统格兰特和香港总督轩尼诗都买过活人胆，一个一千日元[2]"。

由于霍乱疫情频发，政府无暇解消民众的误解和不信任，只能继续推行高压的防疫政策。终于，政府颁布禁止贩卖食物的

---

1 译者注：一揆，日本史概念，用在古代史语境下相当于"叛乱""起义"；用在近现代史语境下近似于"群体性事件"。
2 译者注：明治时期，1 日元的购买力约相当于今 2 万日元，见《昔の「1 円」は今のいくら？1 円から見る貨幣価値・今昔物語》，三菱信托银行。彼时的 1000 日元约合人民币 98 万元。

政策导致物价飞涨，踩到了民众的最后一根底线上，针对霍乱防疫的抗议运动逐渐升级，进展为暴动事件，后世称之为"霍乱一揆"。

明治十年第一波霍乱疫情时期，位于濑户内海旁的冈山县内的一个小渔村爆发了第一次霍乱一揆。村民们聚集在一起反对政府禁止渔民卖鱼和抓病人到避病院隔离的政策。《太政类典》记载："十月十六日夜十二时，全村啸集，聚往巡捕、正户长、医生等人的驿站，打伤值班巡捕。当局派出警部，高度戒严，于十七日镇压之。"同年11月，千叶县鸭川发生了本章开头的沼野

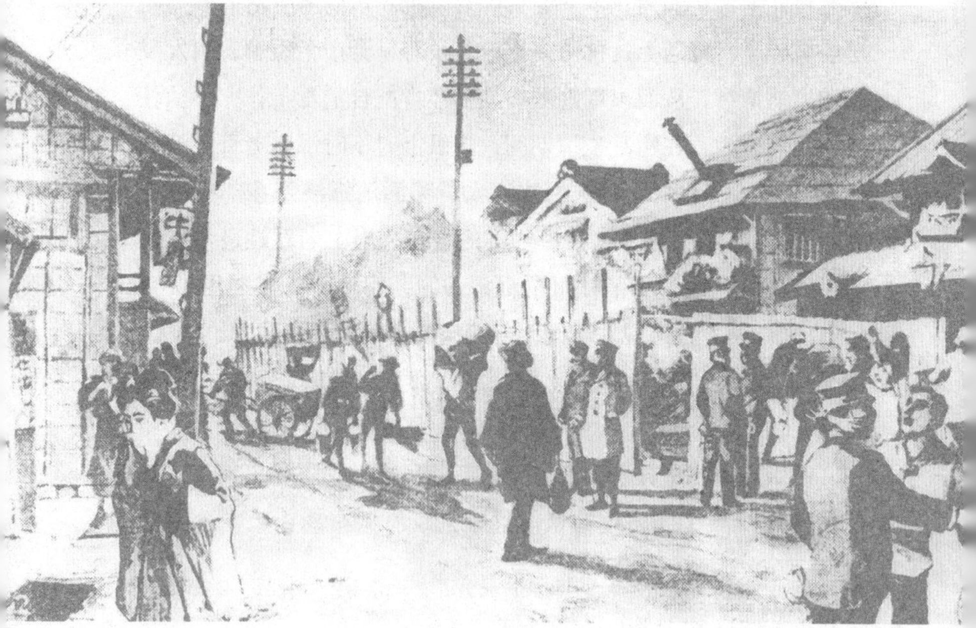

图58 明治时代流行病疫情期间的消毒、烧毁、隔离景象

玄昌医生遇难事件。

明治十二年的大疫情时期，霍乱一揆在日本各地频发，一年竟有24次。之后的明治十三年、十五年、十九年也有大大小小的零星暴动，直到明治二十三年才平息下来。

翻查明治十二年的报纸头条，如《两村因互相推诿霍乱疫源发生武斗》(《东京日日新闻》，9月5日)、《石川县暴徒敲锣打鼓与虎列刺防疫警察发生冲突》(《东京曙新闻》，8月15日)、《新潟县再次发生霍乱暴动，数百名暴徒聚集，警方开枪》(《朝野新闻》，9月3日)等，可窥见当时的社会状况不稳。

霍乱暴动在新潟县尤为多发，严重程度也很高。同年8月7日，中蒲原郡沼垂町发生暴动，逼得县令要向军队求援。这场暴动的暴徒整整有700人，在付出了13人死亡的代价后平息。据新潟县令写给时任内务卿伊藤博文的报告公文记载，三天前政府以霍乱疫情为由禁止鱼类买卖，让因粮价暴涨已有不满的民众更加不满，刚好当天有一个叫安田半之助的人在新发田町的河口处服药被看到了，以为他在投毒，众人哗然，"遂暴杀之，破毁避病院及人家四户，以竹枪鸢口"聚集在一起，引发了这场暴动。

明治的霍乱一揆，总体而言虽然不及日后的米骚动和矿毒事件，但也有几次大规模暴动，如明治十二年8月埼玉县北足立郡33村千人暴动、群马县邑乐郡17村2000人暴动，而且暴动的农民都是十几岁的年轻人。民众纷纷团结起来反对政府的霍乱防疫措施，可以理解为与修改地租、反对征兵等公民斗争一个性质，是当时正在蓬勃发展的民权运动的一个体现，具有相当的历史意义。至于明治年间的霍乱一揆概况，可见表2。

表 2　明治时期霍乱群体性事件年表

明治纪年	具体时间	发生地	今地名	原因及诉求	定性
十年	10月16、17日	冈山县和气郡日生村	备前市	反对霍乱防疫政策，冲击巡捕、区户长，医护工作站	啸集
	11月19日	千叶县安房郡贝渚村	鸭川市	反对霍乱防疫政策，一名医生殉职	纷争
十二年	7月21日	爱知县爱知郡热田火车站	名古屋市	反对搬送霍乱死者	屯集
	7月下旬	爱知县爱知郡一色村	一色町外	反对霍乱防疫政策	屯集
	8月1日	爱知县知多郡丰浜村	南知多町	霍乱病人400人	屯集
	8月1日	石川县上新川郡水桥火车站	富山市	冲击防疫站	屯集
	8月5日	新潟县西蒲原郡新潟町	新潟市	米价暴涨，出于防疫禁止卖鱼；冲击米商（当日镇压）	打砸
	8月7日	新潟县中蒲原郡沼垂町	新潟市	米价暴涨，出于防疫禁止蔬果运入；死亡13人（当日镇压）	暴动

第 7 章　霍乱下的政府与民众　　197

（续表）

明治纪年	具体时间	发生地	今地名	原因及诉求	定　性
十二年	8月10日—9月9日	埼玉县北足立郡中尾、柳崎、大谷、太田窪等33村	川口市外	反对搭建避病院，千人屯集，袭警（61人处死刑）	屯集
	8月上旬	新潟县西颈城郡大和川村	糸鱼川市	米价暴涨，反对防疫政策	不稳
	8月上旬	同县同郡内野村	新潟市	反对防疫政策	不稳
	8月上旬	同县北蒲原郡葛家町	新潟市	反对防疫政策	屯集
	8月15日	京都府绫喜郡富野村	井手町	反对移送避病院	屯集
	8月17日	爱知县知多郡日间贺岛	南知多町	反对移送避病院；巡捕受伤	啸集
	8月18日	群马县邑乐郡川俣村等17村	明和町	因霍乱疫情谣言而袭击医生、巡捕，暴徒2千人	屯集
	8月中旬	新潟县岩船郡岩船町	村上市	霍乱疫情	不稳
	8月中旬	福井县丹生郡四浜	越前町	霍乱疫情	屯集

（续表）

明治纪年	具体时间	发生地	今地名	原因及诉求	定性
十二年	8月22、23日	新潟县北蒲原郡中条町，羽黑村、黑川村外	胎内市	米价暴涨，反对霍乱逆防疫政策，暴徒400人（逮捕15人）	暴动
	8月23日	新潟县北蒲原郡下条村	阿贺野市	反对霍乱防疫政策，暴徒600人	暴动
	8月29日	同县西蒲原郡河间村外	新潟市	反对霍乱防疫政策，暴徒600人	啸集
	8月下旬	同县同郡太田村	燕市	反对霍乱防疫政策	不稳
	8月下旬	群马县邑乐郡板仓村外	板仓町	霍乱死者火葬事件，暴徒400人	啸集
	8月下旬	爱知县渥美郡花田村	丰桥市	反对移送霍乱死者，暴徒数百人	屯集
	8月下旬	同县爱知郡中须村	名古屋市	霍乱疫情；冲击警察分署	啸集
	9月5日	神奈川县足柄下郡风祭村	小田原市	反对霍乱避病院	不稳

（续表）

明治纪年	具体时间	发生地	今地名	原因及诉求	定 性
十三年	4月13日	群马县群马郡平冢村	高崎市	反对霍乱避病院；暴徒数十人	屯集
十五年	9月2日	神奈川县橘树郡末长村	川崎市	反对火葬霍乱死者；暴徒30余人	屯集
十九年	7月25日	同县同郡神奈川火车站	横滨市	霍乱疫情谣言；暴徒数十人，冲击车站警署，闯入医生私宅	啸集
	8月16日	同县镰仓郡桂村	横滨市	袭击运输霍乱死者的巡捕	暴行
	7月23日	长崎县南高来郡深江村	深江町	反对载有霍乱病人的船只靠岸	暴动
二十三年	9月28日	冈山县和气郡三石町	备前市	反对接收其他县的霍乱病人，打砸临时医院	打砸

本表主要根据青木虹二《明治农民骚扰の年次的研究》（新生社，1967年）制成

第7章 霍乱下的政府与民众　199

被迫修约

说起来，在病原菌说提出之前，人们已经知道霍乱是种传染病了。而且在证明霍乱始于印度之前，人们也从实际生活体验中感知到这个病是从外国传进来的。正因为霍乱在世界范围内广泛传播，所以人们也认识到霍乱防疫不只是某一个国家自己的事，而是需要携起手来共同构建一个国际性的防疫体系。在日本，文久年间霍乱流行之际，洋书调所[1]的老先生们已经在力主构建防疫体系了。到了明治年间，随着和外国的交流逐渐频繁，一部分有识之士深感有必要借鉴各国防疫制度，构建日本自己的口岸检疫。可惜当时的日本还受制于不平等条约，外交谈判还不熟练，做事不得不瞻前顾后，无法自主实施口岸检疫，给霍乱入侵开了一道大口，导致了大批无辜百姓的牺牲。

这段屈辱的历史始于明治十年7月17日。时任日本驻厦门领事给外务省发了一份报告，说厦门暴发了霍乱疫情，"其症甚暴剧"。内务省收到后迅速制定了《虎列刺病豫防规则案》，召集诸国公使商讨如何进行口岸检疫和船舶隔离措施。但是正在争夺殖民地的欧美列强，尤其是实力最强的英国大力反对。英国公使巴夏礼说外务省制定的这份预案"没必要，也没用处"。在列强公使的嚣张气焰下，无奈的日本政府只能任由霍乱长驱直入。长崎、横滨分别在8月和9月出现初始病例，是为日后全国性大流行之始。内务省急急忙忙地颁布了《虎列刺病豫防法心得》，外

---

[1] 译者注：以嘉永六年（1853年）佩里舰队来航为契机，江户幕府决定加大力度吸收西方知识。1856年设蕃书调所，负责翻译、出版西方书籍及进行相关学术研究。文久二年（1862年），江户幕府将蕃书调所搬迁到一桥门外，改称洋书调所。翌年，再次扩大规模，改名为开成所。明治八年（1869年）改建为开成学校，后又改称大学南校，即今东京大学前身。

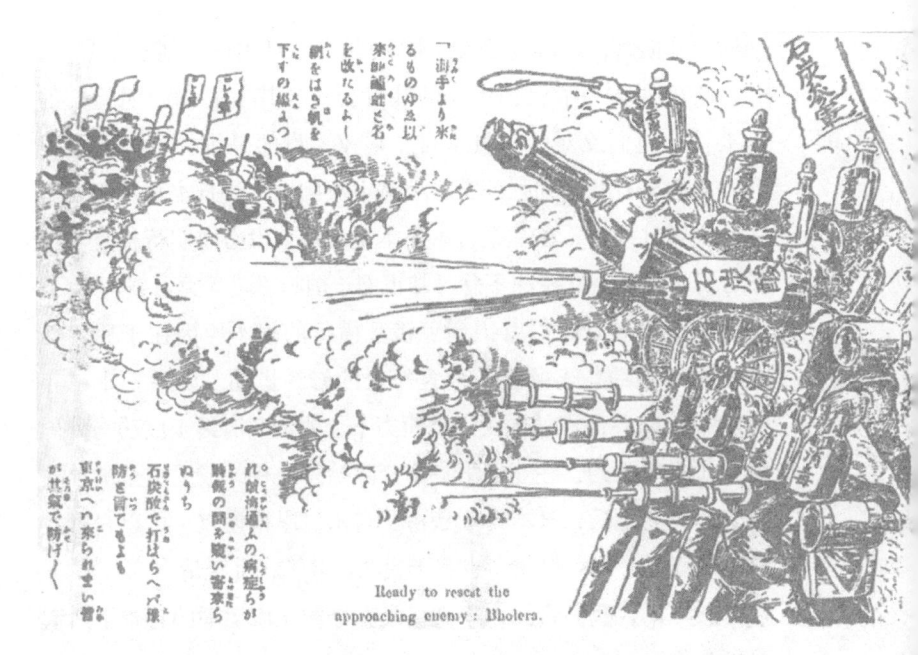

图 59 《碳酸军迎战霍乱军》，本多锦吉郎绘，1879 年

务省则负责与外国谈判，然而时任外务卿寺岛宗则对外唯唯诺诺，把检疫责任推给了地方官，最终口岸检疫在这一年只停留在口头上。

翌年，即明治十一年，巴夏礼依然不同意检疫，直接引发了明治十二年的超大疫情。面对如此局面，明治政府连忙制定了《虎列剌病豫防临时规则》并告知各国，除了美国和清帝国表示同意之外，英、德、法、荷等列强公使依然强烈反对。巧合的是，这一年的7月10日，德国船只赫斯佩里亚号来到江户湾想要靠港，日本按《临时规则》指示船只转靠长浦港，然而赫斯佩里亚号不听指示，径直入港横滨。赫斯佩里亚号事件在朝野上下引来一片愤慨，这也是导致寺岛宗则下台的其中一个原因。

欧美列强为了保护本国的驻日公民，其实心知肚明检疫的重要性，他们反对的是日本自主检疫，目的是维护本国的既得利益，甚至有几个列强外交官公然大放厥词，说日本每年都要暴发几次霍乱疫情，霍乱是日本的本土瘟疫，没必要实行检疫。可惜，日本虽然对此深深不忿，却也囿于国力不足而无可奈何。

但很快老百姓们意识到了霍乱横行的根本原因在于屈辱性的不平等条约，遂掀起了饱含怒火的修约运动。明治三十二年（1899年），在高涨的国民运动压力下，明治政府终于成功与外国签订了平等条约，在亚洲第一个废除治外法权，成了完全的独立国家。自此之后，日本终于获得了自主口岸检疫权，可以自行实施检疫船舶、命令停船，也终于成功遏制了霍乱疫情。

接下来，我们将深入审视霍乱在修约民族运动的背景下所起到的作用。

难民、霍乱与秃鹰

口岸检疫成功把霍乱挡在了国门之外，除了明治三十五年的流行之外，在整个明治后半期，霍乱都没能掀起什么大风浪。到了大正、昭和年间，日本更是能对着外国的霍乱疫情隔岸观火。

但进入20世纪后，霍乱在亚洲还是暴发了几次疫情。在中国，1909年、1919年、1926年、1932年各暴发了一次大疫情，尤其是1932年疫情造成了10万人患病、34 000人死亡的局面；霍乱的娘家——印度，在1927—1930年这三年期间，每年平均都有313 000名死者，1930年之后虽然有减轻迹象，但依然有两

表 3　明治时期的口岸检疫成绩

明治纪年	实施检疫 船舶数	实施检疫 人员数	发现传染病 病人数	发现传染病 死者数	命令停船数	实施消毒 船舶数	实施消毒 人员数
三十二年	4218	494 814	15	2	7	7	1517
三十三年	6397	不详	4	—	5	17	2958
三十四年	6628	786 142	8	5	9	11	2132
三十五年	6336	698 719	23	6	29	40	13 684
三十六年	6758	734 989	9	1	8	15	1186
三十七年	7900	894 016	7	1	3	11	2914
三十八年	6925	730 890	8	—	—	21	2120
三十九年	8386	1 009 221	8	2	1	11	2596
四十年	8945	1 062 551	25	5	135	163	20 174
四十一年	8869	1 001 730	28	5	7	30	5538
四十二年	8241	943 383	20	3	9	51	2642
四十三年	8235	995 206	23	3	3	24	7822
四十四年	8650	1 002 597	11	—	—	14	3500

摘自《医制八十年史》

次疫情出现了大量死亡记录，分别是1945—1949年的824 000人和1950—1954年的385 000人；至于埃及，朝圣者们回国之后四散，客观上传播了霍乱，1949年出现了25 000名死者，有半数以上的朝圣者死于霍乱。

朝圣本质上是一种非卫生群体的集体移动，因巡礼而造成的霍乱传播时至今日依然未绝。事实上，在昭和时期，日本虽然已经逐渐远离了霍乱这个话题，但日本人还是经历过类似朝圣传播的霍乱疫情，即昭和二十一年的霍乱。昭和二十一年（1946年）是日本战败后的第二年。日本政府下令各地将兵和日侨回国，出发的日侨遍布亚太地区，如印度、东南亚、中国、朝鲜、西南太平洋地区等，这些地区恰好都是霍乱的高发地或流行地。而且在战败的混乱局面之下，撤侨、撤兵的运输船卫生条件极为恶劣。昭和二十一年4月，第一艘载着霍乱病人的运输船在浦贺靠岸，此后陆陆续续又有20艘载有霍乱病例的船只靠岸。在短短2个月时间内出现了478名霍乱病人、70名死者。除了浦贺之外，博多、佐世保、舞鹤等港口都有霍乱船入港，加上战后日本普遍卫生条件不足、营养不良的条件，霍乱迅速蔓延开来。同年，日本在付出了全国560人病死的代价后压制住了撤侨撤兵带来的霍乱疫情。随着战后复兴，霍乱在日本销声匿迹。

但是，霍乱真的被埋进了历史旧纸堆里了吗？

昭和四十六年（1971年）6月6日，《每日新闻》头条赫然印着"コレラ禍"（霍乱疫情）几个字，正文内容如下：

> 因巴基斯坦内战而逃到印度西孟加拉州的难民群体中暴发了霍乱疫情……据说已经出现了5000或8000名死者……涌到印度西孟加拉州难民营的东巴基斯坦难民已逾400万，

コレラ禍に国際救援 ベンガル難民

死者、八千人に達す

迫る雨期 ワクチンなど急送

日本も方法検討

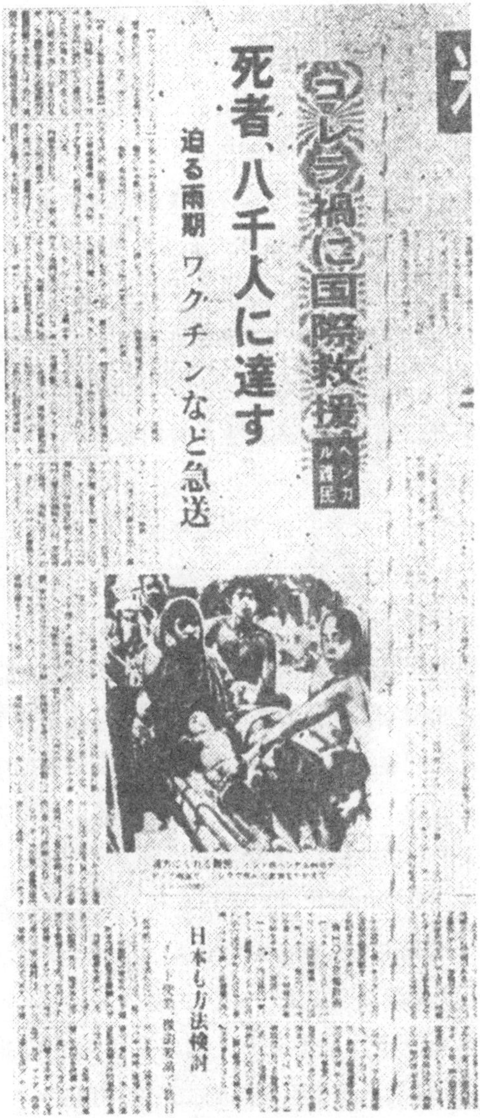

图 60　巴基斯坦霍乱疫情的新闻报道

《每日新闻》1971 年 6 月 6 日

并逐渐往加尔各答近郊扩散。然而，最近难民群体之间暴发了霍乱疫情，据闻已造成 8000 人死亡。季风雨季近在眉睫、疫情以迅雷不及掩耳之势蔓延、尸体无人掩埋，群趋而至的秃鹰在撒播病原菌，再加上袭击东孟加拉的洪水，现在难民所在地已经是一片比战祸本身还凄惨的地狱般景象。算上印度籍难民，目前约有 6000 万人面临人道危机。

救援活动在内战和啃食尸体的秃鹰群的影响下进展受阻，而季风期又快到了，救援可以说是在与时间赛跑。如图 60 所示，照片中是抬着死于霍乱的家人，生活过得捉襟见肘的东巴基斯坦难民。

历史告诉我们，战争、饥荒和瘟疫时不时会联合起来为祸人间，而在 20 世纪已经过了一半的今天，"人类可以用科学的力量打倒瘟疫"已经成了现代人的一种信仰。可惜，这份新闻报道以事实告诉我们，人类所取得的胜利只是非常微小的一部分而已。

今天的文明国家，包括日本在内，霍乱已经是只存在于历史中的传染病，人们逐渐忘却了霍乱的可怕，日常话题中也不见了霍乱的身影。的确，霍乱就像古代日本武士的丁髷发型一样，已经落后于时代了吧。

然而最近日本又出现了零星霍乱病例。以前的霍乱是慢悠悠地坐船过来的，现在飞机交通如此发达，处于潜伏期的感染者很容易短短几个小时就飞到本土。

撒播病原菌的不只是秃鹰。人类要是再继续鲁莽、傲慢下去，谁又能断言喷射式飞机不会起到秃鹰的作用呢？

第 8 章

明治时期的病历

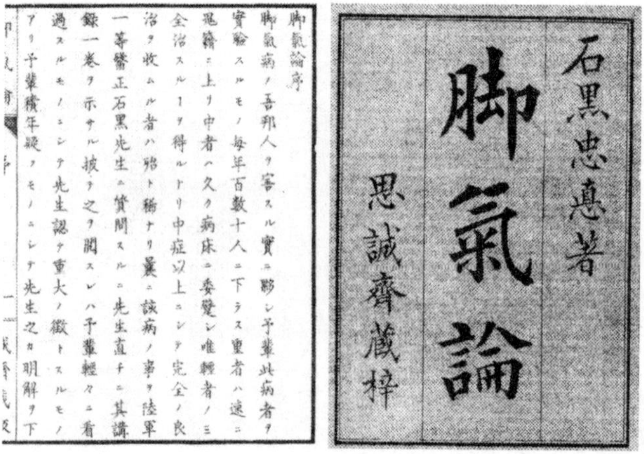

脚氣論序
脚氣病ノ吾邦人ヲ害スル實ニ夥シ予輩此病者ヲ
實驗スルモノ毎年百數十人ニ下ラス重者ハ速ニ
鬼籍ニ上リ中者ハ久ク病床ニ委頓シ唯輕者ノ三
全治スルコヲ得ルトリ中症以上ニシテ完全ノ良
治ヲ收ムル者ハ殆ト稀ナリ曩ニ該病ノ事ヲ陸軍
一等醫正石黒先生ニ質問スルニ先生直チニ其講
錄一巻ヲ示サル披テ之ヲ閲スレハ予輩輕々ニ看
過スルモノニシテ先生認テ重大ノ徴トスルモノ
アリ予輩積年疑フモノニシテ先生之カ明解ヲ下

石黒忠悳著
脚氣論
思誠齋藏梓

图 61　石黑忠悳《脚气论》

"人生三十"到"人生八十"

> 呼吸的时候，胸中有一种声响，比冬天的风还荒凉的声响！
>
> ——石川啄木《可悲的玩具》[1]

明治四十五年是明治纪年的末年。这一年3月份，命途多舛的诗人石川啄木之母因肺结核去世；次年4月13日，啄木自己也死于肺结核，年仅26岁；又次年，即大正二年，啄木之妻节子病逝，死因还是肺结核。青年啄木从东北的小山村来到东京，患上了结核病，贫穷和颠沛流离的生活加重了他的病势，缩短了寿命。26岁，即使放到当时也算得上是英年早逝了。

顺带一提，啄木去世的明治末年，日本男性平均预期寿命为30—40岁。日本发布的第一次寿命表统计了明治二十四至三十一年（1891—1898年）的数据，显示男性的平均寿命为42.8岁，女性为44.3岁。此后，明治后半期、大正年间的平均寿命提升幅度并不高，直到昭和五年（1930年），整整30多年时间，男性平均寿命才提高了2岁，女性提高了2.2岁（表4）。而1900年的美国，白人男性的平均寿命已经达到了48.2岁，几乎相差了5岁之多。

进入昭和时期，日本的平均寿命增长开始提速，尽管昭和二十年因为战争有所回落，但随着战后的迅速复兴，平均寿命以肉眼可见的速度增加，昭和二十一年、二十二年已经超过了50岁；昭和二十五年、二十六年破60岁；昭和四十年前后平均

---

[1] 译者注：译文摘自周作人译，《事物的味道，我尝得太早了：石川啄木诗歌集》，上海人民出版社，2016年。下同。

寿命已经达到了欧美发达国家水平,仅次于北欧国家;到了平成二年(1990年),男性平均寿命约为75.9岁,女性约为81.8岁。也就是说,从第一份寿命统计表颁布起,日本用了九十多年时间,把男性的寿命提高了33岁,女性寿命提高了38岁。

一言以蔽之曰,日本从"人生三十"迈进了"人生八十"的社会。

表4 日本百年平均寿命变化

公元纪年(年)	日本年号纪年	男	女
1891—1898	明治二十四年至三十一年	42.8	44.3
1899—1903	明治三十二年至三十六年	44.0	44.9
1909—1913	明治四十二年至大正二年	44.3	44.7
1921—1925	大正十年至十四年	42.1	43.2
1926—1930	大正十五年至昭和五年	44.8	46.5
1935—1936	昭和十年至十一年	46.9	49.6
1945	昭和二十年	23.9	37.5
1946	昭和二十一年	42.6	51.1
1947	昭和二十二年	50.1	54.0
1948	昭和二十三年	55.6	59.4
1949	昭和二十四年	56.2	59.8
1951	昭和二十六年	60.8	64.9
1953	昭和二十八年	61.9	65.7
1955	昭和三十年	63.6	67.8
1957	昭和三十二年	63.2	67.6

（续表）

公元纪年（年）	日本年号纪年	男	女
1960	昭和三十五年	65.3	70.2
1963	昭和三十八年	67.2	72.3
1965	昭和四十年	67.7	72.9
1968	昭和四十三年	69.1	74.3
1971	昭和四十六年	70.2	75.6
1973	昭和四十八年	70.7	76.0
1975	昭和五十年	71.7	76.9
1978	昭和五十三年	73.0	78.3
1980	昭和五十五年	73.4	78.8
1983	昭和五十八年	74.2	79.8
1985	昭和六十年	74.8	80.5
1986	昭和六十一年	75.2	80.9
1987	昭和六十二年	75.6	82.0
1988	昭和六十三年	75.5	81.3
1989	平成元年	75.9	81.8
1990	平成二年	75.9	81.8

来源：厚生统计协会

平均寿命的提升从死亡率的统计数据中也得到了体现。明治至大正年间的粗死亡率在20‰以上，昭和时期跌破20‰，战后更是迅速下降，甚至低于欧美国家，昭和六十一年的粗死亡率为6.2‰。

平均寿命延长、死亡率低下自然要归功于明治百年间的医学卫生进步、生活环境改善和教育水平提高，但最直接的原因应该是明治至昭和初期的婴儿死亡率下降和肺炎、支气管炎、结核病、肠胃炎等过去的高致死感染症的死亡率下降，当中以青年病人的结核病死亡率下降得尤为明显。

我们可以回顾一下明治百年间的人口变化。江户时期，日本的总人口在3000万之下徘徊，几乎没什么变动。随着维新变法的推进，人口突破了3000万壁垒。明治五年（1872年），日本的人口为3300万；明治二十二年（1889年）增至4000万；大正元年（1912年）超过了5000万；昭和十二年为7000万，二十三年为8000万，三十一年为9000万；昭和四十二年（1967年），人口突破了1亿大关。这100年间，日本的人口不是靠吞并他国或吸纳外族而增加的，而是完完全全地自然增长，靠的是日本人民，历经三四代人的努力，从3000万拉高到12 410万，提高了整整4倍多。

平均寿命增长、死亡率低下、人口增加，乍一看来似乎是日本迅速完成近代化所取得的光辉成就，是文明的"进步"。然而，数据上的"进步"，真的能直接算作每一位日本人的"进步"吗？

明治日本的社会环境

迈入明治时代的日本，只有3000多万刚从闭关锁国中醒过来的居民，以及勉强养活他们的狭窄国土。但就是这么开局烂摊子的日本，政治改革、文明开化、工业革命的风暴却接踵而来，大踏步向着近代化迈进。

在世界资本主义的压力下，日本不得不接受"开国"的现实，这也迫使日本必须迅速完成资本主义经济建设，否则难以获得国家的独立，至于其他事情只能让路了。明治六年，政府改革地租，为国内资本主义发展提供了原始积累。政府利用这些剥削上来的资金开办国营企业、保护政商，从上至下地建设资本主义。承受不了高额地租的农民被迫流向城市打工，成了第一批为日本工业革命做贡献的产业工人。

明治政府的基本路线是富国强兵，足够的兵力自然是必备条件。政府迅速组织调查农村的次子、三子人口数量，并采取措施，令长子继续耕田缴纳地租，次子和三子则参军或进工厂，女儿则去当女工或娼妓……这就是明治政府对老百姓的空间规划，人人都是富国强兵、殖产兴业的"活干电池"，榨干了就扔。

于是，改革越推进，农村越荒废，人口越往城市集中，贫民窟应运而生，工厂冒出的黑烟笼罩了日本的天空。即使是装上电灯、火车驰骋、砖房鳞次栉比的大都市，也只不过是金玉其外，败絮其中——污浊肮脏、贫穷颓废满目皆是。

以东京的饮用水供应为例。明治时期东京的饮用水引水渠直接沿用了江户时代的玉川上水[1]渠道，然而坊间对此嗤之以鼻，谓之"人畜尸体时不时浮在水源上的东京神田上水"。到了明治二十年10月，横滨终于铺设了全日本第一条近代式水道，开始给市内一部分地区供水。

日本环境卫生的先驱永井九一郎，即著名作家永井荷风之

---

[1] 译者注：上水，日语中指饮用水引水渠及相关设施。1635年，德川幕府三代将军德川家光下令庄左卫门、庄右卫门兄弟在东京神田开挖新的引水渠，并赐姓"玉川"予二人，故得名。

父,他说东京的街道以泥泞和沙尘闻名,所到之处"灰尘堆积成丘,恶臭不堪",看到东京的下水道结构不齐,无法完全防止秽物渗漏,不禁叹息,谓东京市民"恰如小儿之不能处理自己排泄的粪尿和自己用过的污水"。

在上一章的霍乱疫情中,我们已经知道居民们生活在如此恶劣的社会环境下,一旦发生传染病疫情,造成的灾难将会比打仗还严重。但问题不只是这些表面上的急性传染病,婴儿死亡率更能准确反映明治日本的卫生水平。由于婴儿的生死深受生母健康状况、养育条件等因素影响,故婴儿死亡率(每1000名新生儿中,出生后1年内死亡的新生儿占比)和平均寿命、粗死亡率共同组成了测评社会卫生环境、生活水平的三大指标。

明治至大正年间,日本的婴儿死亡率超过150‰,即每100名新生儿,就有超过15人夭折,这个比例明显要高于欧美各国(图62)。明治时期的低平均寿命,主要原因就在于高婴儿死亡率。时至昭和六十二年(1987年)的婴儿死亡率已经低至5.2‰,只有原来的1/30了。

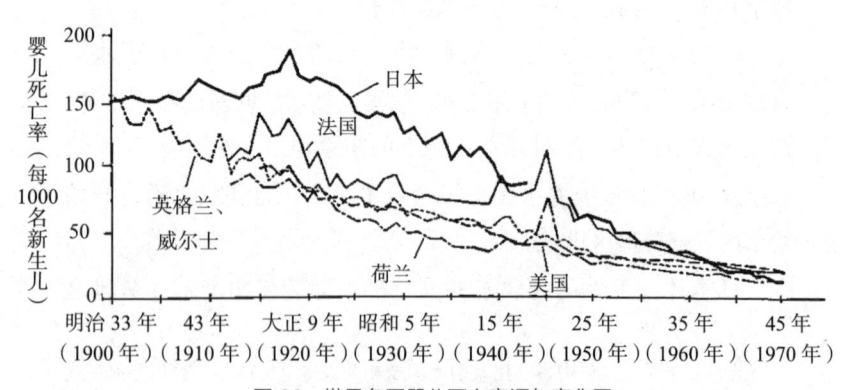

图62 世界各国婴儿死亡率逐年变化图
摘自厚生省《人口动态统计》

在富国强兵、殖产兴业路上狂奔的明治日本，光是应付传染病和军队医疗已经分身不暇了，无力再顾及母婴卫生、营养问题等公民基本健康问题，老弱病残群体只能沦为繁荣和发展的牺牲品。24岁的石川啄木就是因为家境赤贫，失去了才刚出生20天的长子。这就是生活环境恶劣造就极高婴儿死亡率的时代缩影。

晚秋的空气，差不多只吸了三平方尺，就此去了的我的儿子。

——石川啄木《脱手套的时候》

近代化过程中的贫穷与疾病

1916年出版的河上肇著作《贫乏物语》，开头有这么一句话："令人震惊的是，现在的文明国家竟然还有这么多穷人。"

近代日本的贫困现象，在幕末农村和城市贫民群体的基础上，随着明治维新的资本主义改造进一步扩大化、严峻化。改革地租使小农失去土地，大量流向城市并沉淀下来；明治八年至九年的秩禄处分[1]使得下级士族家道中落；工匠群体也随着行会组织解体和社会需求变化而没落。这些流亡农民、没落士族、失业工匠组成了庞大的城市贫困阶层。明治十四年开始的松方财政纸

---

[1] 译者注：指明治政府停止向士族发放秩禄（包括家禄、赏典禄）以节省财政支出的一系列措施。

币整理政策[1]更是加速了这一"近代性质"的贫困现象。据《兴业意见》[2]记载，明治十六年的公民阶层按衣食住行消费对比米价的金额可划分为上中下三等，上等人的消费是米价的10倍，约有486万人；中等人的消费是米价的5倍，约有1082万人；至于下等人的消费只有米价的2倍，约为2133万人。其中农民群体有60%属于下等人，且下等人之中还有883万人职业不详，即这批人是所谓潜在失业者。北村透谷愤愤不平，怒斥："有财有势者予取予求，狼狈为奸，而数百万赤贫饿殍居无巢、食无粮，又当如何！？"石川啄木眼噙泪水，叹息云："说是许多农民都戒酒了，再穷下去，将戒掉什么呢？"横山源之助更是在《日本之下层社会》（1899年）如此控诉道：

> 自日清战事以来，机械工业的兴起引发了劳动问题，物价暴涨引发了贫民问题，日本已经逐渐出现了欧美的社会问题了。再加上政治愈发黑暗，尤以当下为甚。呜呼！黑浊之流滚滚……

---

[1] 译者注：明治十四年（1881年），松方正义就任大藏卿（相当于中国财政部长）之后颁布的一系列财政、经济政策，统称为"松方财政"。"纸币整理"是松方财政的一部分。由于明治政府为了筹措西南战争的军费，并在实行富国强兵、殖产兴业、秩禄处分等政策的过程中发行了大量不兑现纸币，造成了严重的通货膨胀，故松方正义从普通财政收入中拨出资金，一部分用以直接偿还不兑现纸币，一部分用以买入法币。1882年，仿照比利时央行制度创立了日本央行；1885年基于《兑换银行券条例》发行兑换券，定于1886年开始兑换，以图建立近代银行制度。经过一系列矫枉过正的改革，把通货膨胀改成了通货紧缩，后世称之为"松方紧缩"（松方デフレ）。

[2] 译者注：由明治时期的农商务大书记官前田正名策划编纂的殖产兴业相关大型调查意见书，论述了松方财政之下各地的产业危机状况和原因，并提出了相关的立法建议和改革方案。

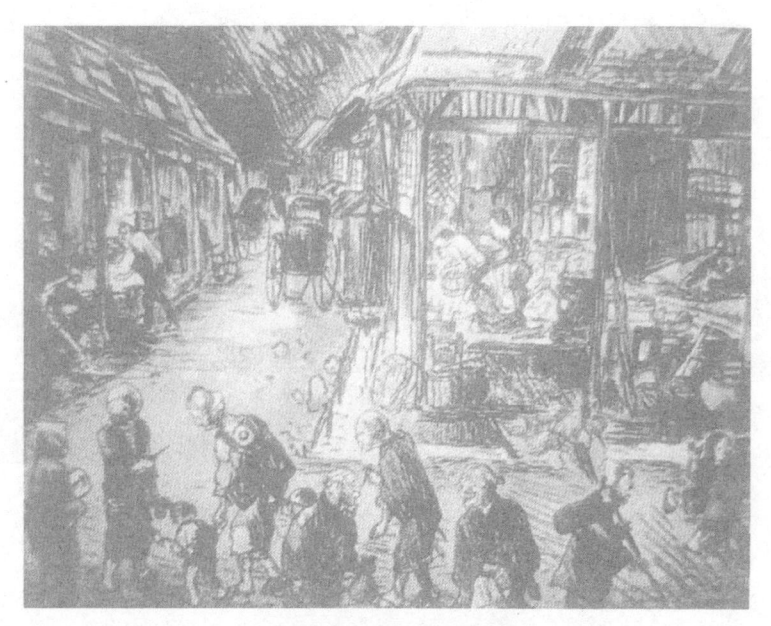

图 63 明治时期东京贫民窟

没有自来水，没有下水道，没有厕所，居民靠着时有时无的施舍和他人的残羹剩饭充饥，生病没钱买药。这种环境成为传染病的温床

  疾病、贫穷和犯罪是文明社会的三大毒瘤，而且三大毒瘤时常纠缠在一起，藕断丝连。当中疾病和贫穷更是互为因果，不可分割。因为社会普遍贫穷，所以疾病一旦产生就容易蔓延开去，从而导致进一步的贫穷，产生更多的疾病。明治年间急性传染病的大流行，除了公共卫生环境差之外，社会普遍贫穷也是一个原因。以霍乱为例，霍乱之所以被称为穷人病，造成明治年间超过10万人患病的大流行，就是因为存在着为数庞大的贫困阶层。赤痢、天花等疾病同理。

  贫穷→疾病→贫穷的恶性循环不仅体现在急性传染病之上。

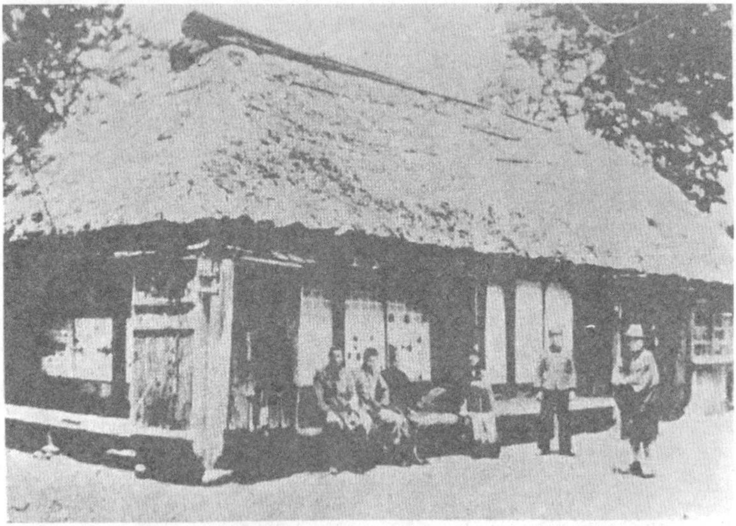

图64　明治二十二年创立的麻风病专科医院——御殿场市复生病院

贫穷迫使女性出卖身体或入厂当女工，导致性病猖獗、结核蔓延，成了慢性传染病的病灶。

贫穷引发的慢性传染病中，麻风病最引人关注。明治三十三年，日本共有麻风病病人33 588人。明治三十五年，日本的麻风病医疗先驱光田健辅如此说道：

> 一旦癞病患者转为重症，就会为世所不容，他只能偷偷离开故乡，流浪四方。有的人走遍了四国八十八所[1]，有人租住在小木屋里头，也有人露宿在神社边上，每日到闹市里乞讨为生。

---

1 译者注：指四国岛上八十八处与弘法大师空海有渊源的佛教寺庙，传说巡游一次能消八十八品烦恼见惑。

对于这些流浪麻风病病人和麻风病乞丐，政府除了隔离还是隔离，社会上也普遍误会麻风病是遗传病，避之唯恐不及。麻风病病人一旦流入城市的贫困阶层中，很有可能引发社会恐慌，所以他们"只能到处流浪，最后死于非命，别无他法"。麻风病病人的悲惨遭遇，是近代化之下贫穷和业病（业力所致疾病）的极端情况。

繁荣不外于卫生

明治十六年（1883年），伊藤博文怀着天皇制国家的预景，从俾斯麦执政的德国回到日本；在致力于修改条约的时任外务卿井上馨主导下，鹿鸣馆建成；以及半官半民性质的"大日本私立卫生会"成立。

日本红十字会的创始人佐野常民任卫生会的首任会长，并发表了致辞。在致辞中，他提到了日本人体弱多病导致国家年收入低下：

> 众所周知，我国人身体较欧美人羸弱。身既羸弱，故疾病多发。试以劳作程度较之欧美人，以体力之弱故，已输几分；以疾病休业之多故，又输几分。以比例计，欲为欧美人一人之劳作，我邦或需两人……而岁入不及彼者无他，人民资力薄少而已矣。资力薄少，遂劳作不足。劳作不足，身体奈何不羸弱哉！？

副会长长与专斋也在致辞中提到文明开化与疾病的关联，其云：

> 凡称开明事业者，皆为害健康之因。……随开明之进，或卷入时势之风潮，不知不识其有害健康；或知其害，以个人力有不逮故，各自卫生竟不能达其目的。此即公共卫生法缺失所致也。

卫生会干事之一长谷川泰如此发言：

> 国民健康乃资本之源，力役旺盛，四万五千捆生丝可增至十三万五千捆，二千五百万斤茶叶可增至七千五百万斤，其他谷物、海产、铜器、陶器亦可增产，敢言不难较今之岁入多征收两三倍，然后可扩张兵备，目的可达也。

而另一位干事，即后来的日本医政界领导人后藤新平，在明治二十九年2月的卫生会会议上发表了题为《卫生与资本》的演讲，认为"生命是第一资本"，而且"这种资本大部分藏在底层劳动社会之中"。他下面这一段话博得了满堂彩：

> 伦敦之财富，在于工人，在于贫民；日本之财富在于日本工人，在于日本贫民。日本将来富强与否，取决于能否按卫生法保护之。诸位若希望帝国将来繁荣富强，舍卫生别无他法。

一方面，明治维新领导层们的这些发言都表明了公民身体健康是能左右国力的重要因素，具有开明、进步的意义。但另一方面，他们显然把公民的健康、疾病问题放到了"国祚"的算术视角之下，冰冷得不近人情。在此基础上开展的卫生运动，伴随着建设"大日本帝国"过程中富国强兵、殖产兴业的口号，其实暗含着国权至上、轻视人命的思想。没过多久，这一思想便得到了体现。

筛选老百姓

所谓的"近代化"，即建立政治上的统一国家。要维持统一国家，保持国家独立，军事实力必不可缺。可以说军队是近代国家存续的保障。

日本近代化的速度之快，都不用赖肖尔[1]指出，全世界都有目共睹。在这100年间，日本老百姓的生活和文化取得了前所未有的进步和提高，但这种发展是以军事国家建设为杠杆，以战争为基石的。明治维新的口号"富国强兵"，重点在于"强兵"。明治政府最关心的事是强化军队建设，对内外两方维持统一国家的威信。

殖产兴业带来的资本主义发展也是以军工为中心开展的。军费常年占据国家财政支出的一半，不仅政治、经济，连思想、文化都染上了军国主义色彩，一切都以军事优先。

从明治元年到第二次世界大战结束的这80年间，日本经历了甲午战争、日俄战争和两次世界大战，曾多次向朝鲜、中国、西伯利亚等国家和地区发动战争，打仗的时间比不打仗的时间长得多。就算是在休战时期，也在忙于收拾上一场仗的残局和准备下一场仗。每打一次仗，日本的政治和经济就更上一层楼。可以

---

[1] 译者注：应为美国日本研究专家埃德温·赖肖尔（1910—1990年）。

说，日本近代化的一大特点就是靠战争推进的。而军国日本的支柱，无疑就是军队。

明治政府在建设天皇制官僚国家的基础之上，打造了全民皆兵的近代化军队。军队形式上取法于历史上的武士，实质上却迥乎不同。武士是属于各藩镇的，而军队则是属于"日本"这个国家的；武士是一个阶级，而军队则是由国家来组建和管理的特殊群体。

要组建起这批特殊群体，首先需要制定征兵标准，即根据征兵体检的结果挑选合适人员。通过征兵体检，政府得以掌握老百姓的身体健康数据，并予以筛选。

明治六年（1873年），政府颁布征兵令，是为天皇制军队的起点。明治十六年、二十二年的两次修改废除了免役制和犹豫期制，建成了名副其实的全民皆兵体制。然而，以明治二十三年（1890年）的征兵情况来看，适龄人数36万多人之中，以现役军人身份入伍的人数是18 782人，占比不过5.2%；另外74 000余预备兵和17 000余正处于犹豫期的人都算免服兵役者；至于有疾病或其他健康缺陷的人数整整有211 256人，占适龄人数的58.6%，超一半有余。征兵体检不及格者，可以终身免服兵役。从数据上看，当时整个日本超过一半的人都是达不到入伍标准的病弱之躯。

那么，兵役是不是一种全国大部分老百姓都受不了的繁重劳动呢？事实并非如此，当时的农村和工厂的劳动要比服兵役繁重得多。也就是说，上边提到的那18 782名军人其实是从全国老百姓中精挑细选出来的强壮青年，是天皇制军队的精兵。总而言之，征兵制基于"健康＝兵力"的理念，为上层筛选出所需的老百姓，而这一理念也随之根植于近代日本的卫生行政和保健思想当中。

强兵与脚气病

军队是一个与普通老百姓隔离开来,过着集体生活的特殊群体。自然地,为了实现强兵的目标,如何高效地实施士兵的健康管理被提上日程,相关的疾病分类、伤病标准也在逐步完善。按理来说,军队的生活环境,即衣食住行的水平应普遍优于老百姓。然而,脚气病却成了军队里的高发疾病,发病率比民间高得多。对军部乃至整个国家而言,脚气病都是强兵路上的一只拦路虎。

脚气病属于营养失衡引起的疾病,正式名称是维生素 B_1 缺乏症。时至今日,脚气病早已掀不起水花,但在病因还未查明、生活水平又低下的年代,脚气病是大米主食区的常见病,每年七八月在青年人口中发病,初期只见全身或下肢乏力、心悸气急,但一旦并发过劳或其他疾病就会转为重症,引发神经系统、循环系统、消化系统异常,出现水肿;再进一步是感觉异常、运动麻痹、心脏肥大;要是再恶化下去,就是脚气冲心了。所谓的脚气冲心,表现为心脏功能不全、心悸亢进、呼吸困难、脉搏加速、皮肤发绀,伴随恶心、呕吐,若任由发展,只需要1~3天,严重时甚至几个小时病人就会死亡。

脚气病在中国可以追溯到公元前200年前后,当时的医籍中已见"脚气"一词。日本人直到9世纪时才了解到脚气病还分麻痹型和水肿型。17世纪,荷兰医生在印度发现了脚气病,将之命名为beriberi。在西半球,脚气病在很长一段时间得不到关注,欧洲人更关心的营养缺乏症是坏血病(scurvy)。坏血病在欧洲被称为"海上黑死病",在十字军和大航海时期造成了很大伤亡。说回脚气病,后来人们知道了脚气病是由于片面过多摄入精制大米导致之后，脚气病的发病率就开始下降了，然而直到1950年前后，缅甸、中南半岛和印度平均每年分别还有4000名、6500名和50 000名脚气病人。

脚气病曾经在江户时代元禄、享保年间暴发过大流行。这一时期刚好与日本人把主食从糙米、半糙米向精白米转移的时段重合。此外，宽政年间的京都和文化年间的大坂都有脚气病流行的记载。时人称脚气病为"江户烦"或"大坂肿"。

明治之后，随着城市人口激增和贫困阶层的扩大，粗劣的饮食令青年人口的营养摄入相对低下，导致脚气病人数迅速增多，严重时甚至出现了一年死20 000人的情况。在当时，脚气病和结核病并称日本两大国民病。

脚气病还忠实反映了明治初期日本医学界新旧思想的对立，以及汉医和西医的治疗逻辑相冲突的状况。政府在明治七年颁布脚气病防疫政策后，又在明治十一年（1878年）设立了脚气病专科医院，让西医和汉医竞争治疗。时人称之为"汉洋脚气相扑"。但汉医和西医的这场博弈说穿了只不过是政治的副产物，真正平息脚气病还是要靠陆军和海军的对策。

明治政府在富国强兵路上不断加强军队建设的同时，脚气病在军营中也迅速蔓延。明治初年，陆军有1/5～1/3的士兵患脚气病。虽然到了明治二十年前后病人数量有所减少，但一旦战争再度打响，病人数量又开始增加。在甲午战争、日俄战争时期，前线官兵几乎有1/4患上了脚气病，占了总伤病人数的1/2。

当时人们对脚气病病因有中毒、传染、营养不良等猜测，莫衷一是，自然也没有有效的治疗手段。后来，海军军医高木兼宽引进了英国的卫生学，把抗击脚气的重点放到了"食"上，着手改善军队饮食。改革的成效在明治十七年（1884年）的筑波号军舰上得到了验证——主食从纯米饭换成大麦米饭后，海军的脚气病人数肉眼可见地减少。

相对地，陆军的石黑忠悳学习德国，反对海军吃麦饭的做法，将抗击脚气病的重点放到"住"上。他派森林太郎（即森鸥外）去德国学习军队伙食，并在其研究成果基础上执拗地保持米饭不改。随着后来前线部队不断要求改成麦饭，陆军才不情不愿地接受了麦饭说，最终陆军的脚气病人数也开始减少。但这个过程之中，陆军高层始终不肯接受海军的学说，对民间经验、部下的呼声都打着"科学"的旗号斥之为迷信。

可见，疾病一旦被卷入到权力斗争的漩涡中，问题的本质反而容易遭到忽视。况且营养学在日本医学界长期处于边缘位置，就连铃木梅太郎发现奥利沙宁[1]这种大事都没掀起什么波澜。我不禁联想，在思考"国家""疾病"和"公民"的三角关系时，脚气病在明治年间的遭遇是不是也能给我们一点启示呢？

---

[1] 译者注：奥利沙宁（Oryzanin），即维生素 B_1，1910 年铃木梅太郎从米糠中分离出的物质，取水稻的拉丁名 *Oryza* 为之命名。铃木梅太郎是世界上第一个分离出维生素 B_1 的人。

第 9 章
明治百年间的疾病

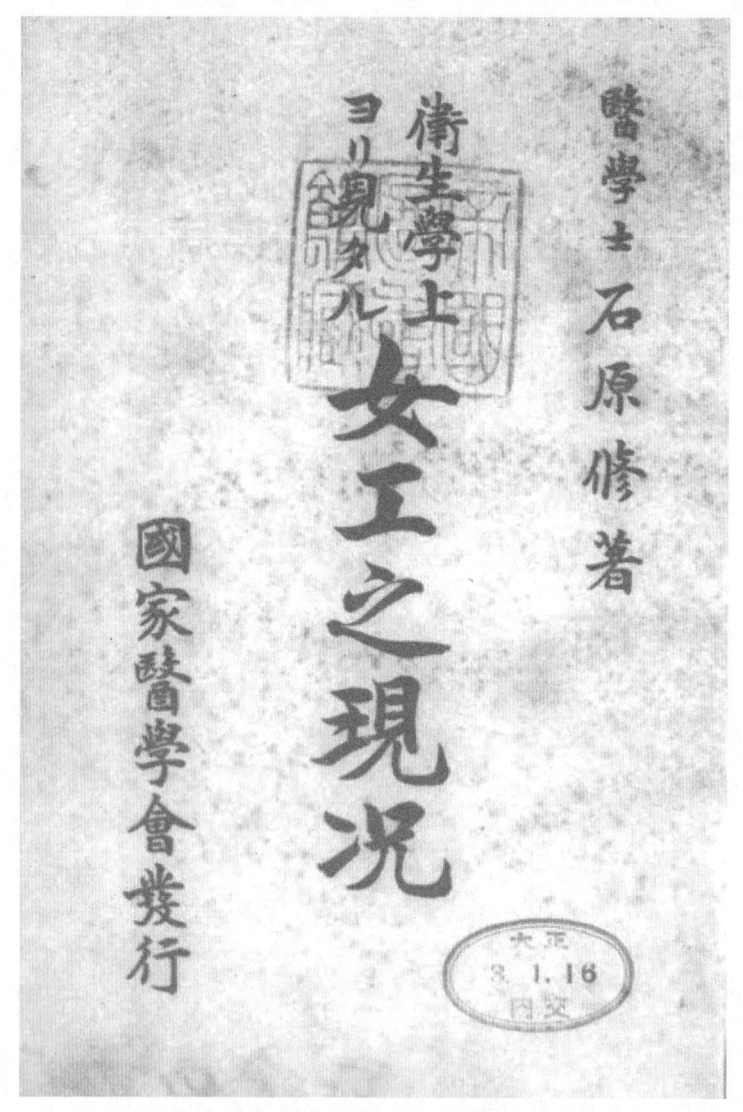

图 65 《卫生学视角下的女工现况》封面，石原修著

文明开化与性病

绪方洪庵之后继任医学所所长的松本良顺，在日本第一部西方卫生学著作《养生法》（1864年）中如此写道：

> 贱民百人中九十五人罹患梅毒，是花街卖色无制故也。西洋诸国有恐梅毒而破却花街者……立法建梅毒院，使医官密改惚卖女。妇人感毒，直入病院加以治愈，治后可出归元……此制实可望也。

松本之师——长崎养生所的医学教师庞贝早已警告过梅毒之弊"已植根于日本社会""应对妓院施加严格的医学管理"，并让学生在实习中学习如何管理。

作为哥伦布航海"礼物"的梅毒，早在永正九年（1512年）已登陆日本，旋即不分高低贵贱，侵袭了日本各个阶层。新性病梅毒配合老性病淋病，使得性病在江户时代横行一时。

到了幕末，随着内外交往越发频繁，新的梅毒菌株传入了日本，与外国人的接触更是加快了传播速度。

即使到了明治时期，要掌握性病的相关情况依然相当困难。在实施征兵体检制度，政府部门得以统计壮丁的数据之后，才勉强能从统计学角度掌握一点信息，但这些数据也是不够精准的，最多也就是"某郡征兵体检，2/3因梅毒不及格"的程度。明治十六七年，有医生说"经我手的病人有一半患梅毒，全村没有一户人家没有梅毒病人，多者一家甚至有三四个"。当时的医院统计记录也可作为证明梅毒蔓延的证据，明治十四年、十五年全日本的医院数量分别为510所和626所，当中梅毒医院分别为135所和 130 所。梅毒在明治日本的蔓延程度由此可见一斑（表 5）。

明治时期虽说已经普及了西医，但对性病还是沿用西医传统的水银疗法、碘化钾疗法，所以当时梅毒的致死率仍然很高。以明治四十四年为例，彼时肠伤寒的致死率是 7.3‰、赤痢是 6.3‰，梅毒高达 9.6‰，可见当时梅毒的严重性。

性病，与花街柳巷逃不脱干系。日本江户时期开始的公娼制度造就了世界闻名的吉原，而明治政府原原本本沿用了德川幕府时期的娼妓业政策，即吉原保护政策，一边严厉打击私娼，一边用国家暴力手段保护公娼，并从中收取高额娼税。明治的娼妓街——游廓迎来了鼎盛时期，国家公认的东京"二廓四宿"——新吉原、洲崎、品川宿、内藤新宿、板桥宿、千住宿之内，数以千计的"笼中鸟"夜夜笙歌。据警方统计，以明治二十一年为例，光是这一年就有 200 万男性嫖宿过 4700 名公娼，这还不算市内数倍于此的流莺私娼。

在文学、戏曲里头，游廓的形象往往会被美化，但现实中，深陷泥沼的妓女们的遭遇十分悲惨。她们的身体要一直被蹂躏至腐坏为止，死后也没有像样的葬礼，拿菰草席一卷就被扔到女郎家里去了。娼妓业自是与社会风俗、治安和医学问题相关，但背后还有不可忽视的更深一层的原因，那就是社会经济，毕竟妓女多出自凋敝的农村和城市底层。

娼妓问题是人类社会一个根源性的顽疾。娼妓业沦为性病的病灶，意味着性病问题痼疾已深。因此，乘着文明开化的新思潮，社会舆论围绕公娼制度展开了废娼还是留娼的争论。政府也紧急出台了梅毒检测等性病防治政策。

回到明治五年（1872 年）夏天的玛利亚·路斯号事件。彼时，秘鲁轮船玛利亚·路斯号载着一批苦力停靠在横滨港，其中一名

表 5　明治初期医院数量（分类）

年份	总数	总院	分院	癫痫医院	梅毒医院	脚气医院	麻风病院（含废院）	贫民医院	天花医院	眼科医院	产科医院	骨科医院	外科医院
1874	52												
1875	63	59			3								
1876	97	89			7			1					
1877	159	146			12			1					
1878	235	124	63	1	40		4	1	2				
1879	309	165	71	3	61		6	1	2				
1880	363	234	55	3	57	3	6	1	1	3			
1881	510	281	73	5	135	4	5	1	1	5			
1882	626	402	64	6	130	5	5	1	1	9	1	1	1

来源：《医制八十年史》

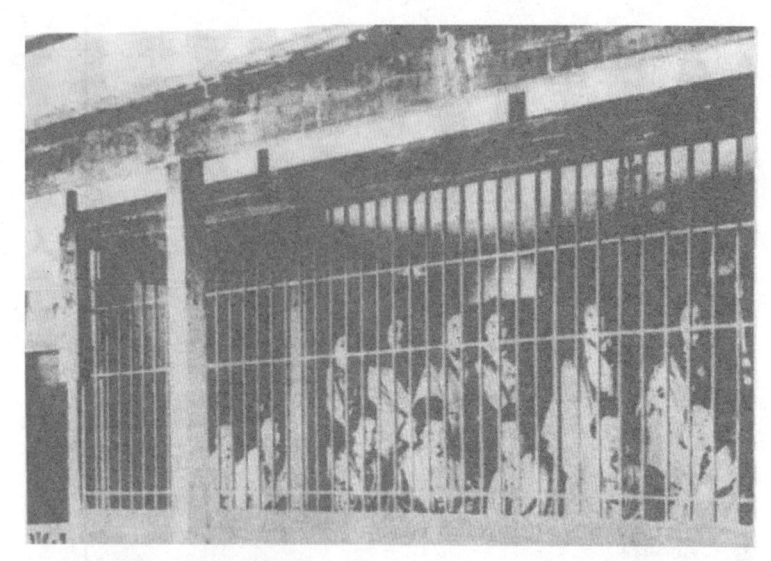

图66 明治时期吉原的"笼中鸟"——娼妓是性病的传播者

苦力乘机逃走，向日本政府寻求庇护。面对日本政府指责其买卖奴隶，不服气的船长反过来指责日本买卖妓女。在庭审过程中，船长方的辩护人提交了一份从横滨梅毒医院获取的娼妓卖身契，让日本在各国众目睽睽之下颜面尽失，正所谓"皇国人民之大耻莫过于此"。以此为契机，同年10月，日本以太政官布告的形式颁布了《禁止买卖人口令》，又名《娼妓解放令》。但这一法令是把娼妓当作奴隶拘禁起来，而不是禁止娼妓卖淫本身。其后，群马县在明治二十四年颁布废娼令，并于3年后正式实施，可惜收效甚微。总体而言，政府还是走大力打击私娼、保护公娼路线，明治十三年刑法和明治三十三年《娼妓取缔规则》就是明证。

之后，基督徒等新思想的倡导者们大力主张废娼，但绝大多数医学卫生的相关人士都认为娼妓是必要之恶，从社会安全的角度为娼妓业辩护，主张留娼。当中还有如明治医政界巨擘长谷川泰这样的高层公然说出一些在今天看来属于秽言的话，他说："卖淫是不得已的，算不得坏事。如果嫖宿注册在案的公娼都叫坏事，那婚姻也能算是坏事了。"

但到了明治后半期，性病已经"随文明的进步益发泛滥翻溢"，到了"几不知其所止"的地步，政府再也无法忽视事实，于是在明治三十八年（1905年）成立了日本花柳病预防协会，开展性病启蒙、防治卫生运动。昭和二年（1927年），日本制定了《花柳病预防法》，引进了欧洲的性病预防行政模式。

另外，明治政府对松本良顺提出的梅毒检测十分重视。日本的梅毒检测起步于涉外娼妓体检。早在万延元年（1860年），日本就已经对长崎的妓女进行梅毒检测；庆应三年（1867年），英国公使巴夏礼听从海军军医纽顿的建议向日本政府施压，在横滨吉原町开设了一家梅毒医院，于次年5月开始梅毒检测。从同年4月起算，3个月时间里，一共检测了14 307人，测出了452名梅毒病人并加以治疗。

以此为契机，明治政府加紧出台性病预防措施。明治四年（1871年），民部省通知各地方长官"禁止新开妓院，采取方法清除梅毒"。各地纷纷开设了梅毒检测站和梅毒医院。东京的千住地区带头给娼妓检测梅毒。明治六年，吉原、洲崎、品川、新宿、板桥均开设了梅毒检测站，每个月例行检测三次。

樋口一叶在《青梅竹马》中提到的"检查所[1]"指的就是梅毒检测站。顺带一提，吉原一开始实施梅毒检测的时候，"当日所检之妓一百二十名中，送病院者过八十名"。

明治七年，兵库、长崎开设梅毒医院；次年，金泽开设梅毒

---

1 译者注：日语原文为"検査場"，田肖霞、默音译本译作"检查所"，见《青梅竹马：樋口一叶选集·小说·青梅竹马》十四，浙江文艺出版社，2021年。

检测站。明治九年，内务省发布通告，全国娼妓都要接受梅毒检测。但即便如此，性病依然乘着所谓文明开化的浪潮，逐渐渗透进日本社会的每个角落。面对如此病魔，日本在外国军队的压力下，一方面先制定了涉外娼妓的预防对策，但另一方面又对性病的发源地——妓院不管不顾，只是一味地给妓女们做梅毒检测和严厉打击私娼，把保护普通老百姓免受梅毒侵袭的工作塞给了民间团体。

回顾了明治时期的经过，不禁豁然开朗，政府在今天的一些做法原来是有历史缘由的。

女工哀史与结核病

> 每年生肺病的人增加了，村里迎来了年轻的医生。
>
> ——石川啄木《烟》

如果说有什么东西在蚕食近代化过程中大踏步前进的青年期日本，结核病一定榜上有名。明治二十九年，樋口一叶去世，享年24岁；明治四十五年，石川啄木去世，享年26岁。他们都死于肺结核。

结核病早已为日本人所知，古称"劳咳"，诸文献均有所载。幕末赴日的庞贝等人也指出过日本的肺结核病人很多。江户时期已经浸淫日本的结核病经历明治维新之后终于达到了临界点，在明治后半期至大正、昭和初期一口气暴发。结核病的流行期与日本工业革命时期或者说资本主义的成立时期，以及鲁莽无谋的帝国主义发展时期重合。

随着战后的抗结核药物研发问世、结核防疫政策的推进和生活水平的提高，今天的日本，结核病已经不足以引起社会恐慌了。昭和六十一年，结核病的死亡率只有 3/10 万～4/10 万，在死因排名中排第 17 位。今天的日本，结核病死亡率最高的人群从青年人口转向了老年人口，这与欧美各国的情况相同，但死亡率相较于欧美国家还是显高。昭和四十七年，世界死亡率最低的国家是荷兰，日本约是荷兰的 10 倍和美国的 5 倍。可见，日本还是落后欧美几年。

结核病在今天已不足为惧，但在明治、大正年间可是在死因排名的第二位、第三位，在昭和十年至二十五年这十几年间，甚至蝉联了死因排行榜榜首（表 6）。这究竟反映了什么问题呢？结核病的病因到底潜藏在哪里呢？

表 6　结核病死亡人数及死亡率的年份推移（每 10 万人口）

年号纪年	公元纪年（年）	死亡人数	死亡率（每 10 万人口）
明治三十三年	1900	70 872	159.7
大正四年	1915	114 770	212.9
昭和五年	1930	118 345	185.3
昭和十年	1935	130 763	190.4
昭和十五年	1940	152 019	212.5
昭和二十二年	1947	146 241	187.2
昭和二十五年	1950	121 769	146.4
昭和三十年	1955	46 735	52.3
昭和三十五年	1960	31 959	34.2

（续表）

年号纪年	公元纪年（年）	死亡人数	死亡率（每10万人口）
昭和四十年	1965	22 366	22.8
昭和四十一年	1966	20 064	20.3
昭和四十二年	1967	17 708	17.8
昭和四十三年	1968	16 922	16.8
昭和四十四年	1969	16 392	16.1
昭和四十五年	1970	15 873	15.4
昭和四十六年	1971	13 608	13.0
昭和四十七年	1972	12 565	11.9
昭和四十八年	1973	11 965	11.1
昭和四十九年	1974	11 410	10.4

来源：厚生省《人口动态统计》

> 我本贫苦家中女，十二岁时进工厂。
> 进工厂，非我愿，被卖好比笼中雀。
> 笼子赛监狱，住不好，吃不香。
> 碗中乘割饭[1]，割饭没白米，两眼泪潸潸。
> 工厂是地狱，主任是鬼卒，运转的机器是火车[2]。
>
> ——《女工小调》

---

[1] 译者注：割饭，混有麦粒碎的米饭。
[2] 译者注：火车，妖怪名，顾名思义，即冒着火的车，在佛教神话中负责把人送往地狱。

甲午战争前后，虽然比英国晚了100年，但日本也终于接受了工业革命的洗礼。机器生产的工厂遍地开花，劳动时间延长、出现压迫女工和童工现象，再加上参与资本主义竞争的时间过于滞后，导致日本国内的劳动环境比任何一个发达资本主义国家都要差。明治三十年，纺织产业（包括纺丝、纺织、制衣等）成了亚洲第一个出口产业，但是纺织工厂的环境正如《女工哀史》（1925年）所写的那样，几乎备齐了一切能够想象到的恶劣环境。

明治时期，日本的工人性别结构中女性长年占据70%以上。明治四十三年（1910年），工厂工人共有80万人，女性约为50万人（当中40万人是纺织工厂工人）。从年龄结构来看，二十岁以下的有35万人，二十岁以上的有15万人。由此可见，所谓"大日本帝国"的发展，是由多少花季少女挑起来的。

制衣纺织女工的年龄绝大部分在14—19岁，有时甚至有七八岁的女童。一些工厂不看年龄，而以身高为选工标准（表7）。就像小调歌词所唱那样，她们是被卖来工厂的。所谓的"翻过野麦峠"[1]，本质上和贩卖人口没什么不同，都是通过一些甜言蜜语把人从农村骗过来。工厂的女工没有人身自由，住在宿舍里"好比笼中雀（妓女）"，而且"笼子赛监狱"。没日没夜地工作，吃的却只有没白米的割饭。

工作时间一般是从黎明到深夜，一天长达14～16小时，每隔七八天上一次通宵班（表8）。女工们揉着惺忪睡眼，强打精神开工。工厂的工作和生活条件有多艰苦，从半数女工做不满1年（表9）、大部分中途逃出工厂可见一斑（表10）。

---

[1] 译者注：野麦峠，山地名，位于今岐阜县和长野县的交界。明治、大正年间，很多年轻的农村妇女翻过野麦峠，到长野县的缫丝工厂里打工，故"翻过野麦峠"成了外出打工谋生的代名词。

表 7　明治三十年（1897 年）纺织工人结构

年　龄	性　别	人　数	占比（%）
11 岁以下	男	254	1
	女	813	
11—14 岁	男	1085	2
	女	9559	13
14—20 岁	男	4090	6
	女	25 805	36
20 岁以上	男	9870	14
	女	19 826	28
合计	男	15 299	21
	女	56 003	79

来源：《职工事情》第一卷

表 8　缫丝业的日工作时间

	最长月份	最短月份	年平均时间
诹访平野村某工厂	14 小时 30 分	12 小时 20 分	13 小时 45 分
诹访川岸村某工厂	14 小时 15 分	12 小时 5 分	13 小时 20 分
诹访某缫丝厂	15 小时整	12 小时 45 分	14 小时 10 分

表9　关西地区16家工厂的女工实际工作期

实际工作期	女工人数	占比（%）
6个月以下	5281	27.3
6个月～1年	3960	20.5
1～2年	3507	18.1
2～3年	2294	11.8
3～5年	2643	13.7
5年以上	1659	8.6
合计	19 344	100

表10　职工离厂细分（1900年）

离厂原因	住宿女工	外宿女工
解雇	400	292
逃离	2800	2046
病退	225	30
死亡	31	—
合计	3456	2368

明治四十年的某期《朝日新闻》刊登了一篇题为《诹访的缫丝女工》报道，如此写道：

女工的工作时间从清晨5点半到晚上7点半，长达十四、十五个小时。在昼短夜长的日子里她们要上夜班，上到晚上8点半、9点。中途连1分钟的休息时间都没有，吃饭时间每顿限时5分钟，几乎来不及咀嚼就要囫囵吞下去。工厂的伙食比监狱还差，根本无法弥补她们长时间工作的消耗。女工的床上用品既不卫生又不保暖，就一床薄被，在寒冬夜里，他们要相互依偎着取暖。

这还是大厂待遇，放到小厂里待遇只会更差。政府组织调查编纂而成的《职工事情》(1903年)里，记载了一位在工厂遭受虐待的女工的哭诉：

> 我试过逃跑，但半路就被抓住了……他们把我绑在厨房的柱子上打我，不给我吃的……因为身体不舒服，两三天没上班，他们又打我踢我……下晚班之后他们往我嘴里塞纸，让我喘不过气，又拿毛巾绑住我，我哭得哇哇响，他们就像听不见似的，又把我绑柱子上拳打脚踢，每晚都这样。还有……把绳子从大腿开始往上绕过肩，然后在腰上打结绑住，把我凌空吊着打……还有……让我在雪地里裸奔……他们抓住我的头发，把我往雪地上拖，我的脚、身体都被擦掉了一层皮……真的饶了我吧……我一年到头就吃着割饭，喝着味噌汤，从早到晚摆弄这些机器……身体越来越差，今年三月份我的眼睛开始不行了，到了五月份就看不见了，缫不了丝了……

在报告文学领域，细井和喜藏的《女工哀史》控诉了女工的悲惨遭遇，出版之后曾轰动一时。

从上述引文可见，资本家们不仅仅剥削纺织女工的劳动力，甚至直接当她们是一次性燃料，全方位地压榨。压榨的结果反映

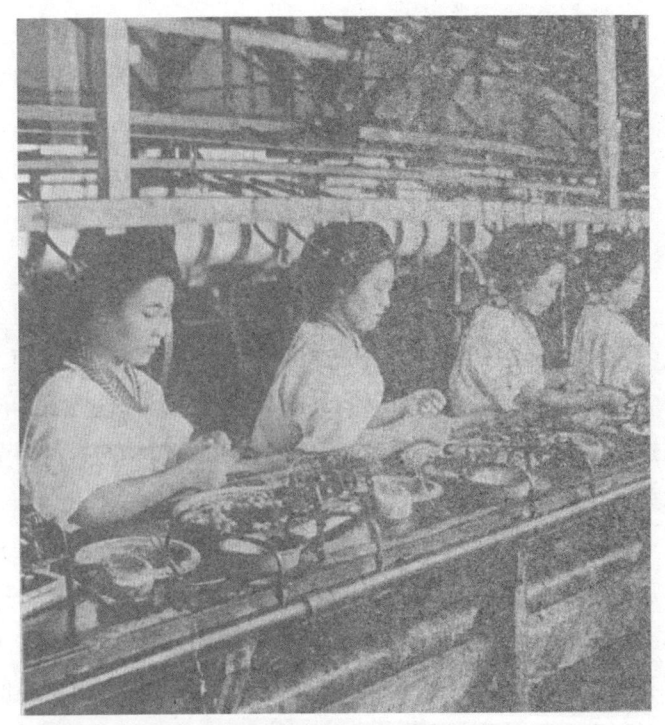

图 67 明治末期诹访地区工厂的缫丝女工

在了女工所患的疾病和死亡率上。她们患的疾病大多是消化系统和呼吸系统疾病，如肠胃病、脚气病、感冒、妇科病等，但最严重的无疑是结核病。这些花季少女从未被结核病污染的净土——农村来到工厂，一下子过上了过度劳动和不健康的生活，可想而知会染上结核病。更可恶的是，工厂不给患病的女工治疗，而是把她们赶回农村。于是，结核病借着女工回乡之机迅速向全日本四面八方蔓延。《女工哀史》对此写道：

去过工厂打工的农村姑娘们，把一个农村里从未出现过的疾病——肺结核带回了村里。村民们那时候还不知道，为什么这些回村的姑娘个个脸色苍白、身形瘦削，走路像飘着似的，活像个幽灵。明明她们出村的时候还脸色红润，活泼健康的，才短短三年就像换了一个人。但她们能活着回来还算好的，村里还有一些姑娘是以邮件包裹的形式回来的[1]。

坊间早已经传言"去了纺织厂就会得肺病"，而随着回乡女工引发的农村结核病扩散，世人终于发觉事态严重了。然而，由于害怕丧失劳动力，资本家们对此毫无反省，遑论改善，反而逼迫厂医诈称患结核病的女工人数不多和篡改病名，试图蒙混过关。

当是时，青年石原修站了出来。他科学地调查了女工与结核病的因果关系，向社会发出警示，为了女工奋斗不已。明治四十三年（1910年），25岁的医科大学助手石原修实地调查了工厂和农村的情况，当中包括女工的外出劳务和回乡、女工的死亡率和病历等方面，揭露了回乡的结核病人与结核病死亡人数极其庞大的事实。他一方面震惊于兹事体大，另一方面又对自己揭露了如此大事感到兴奋。女工结核病问题还暴露了一个可怕的、光靠工厂内部处理或者光靠医疗卫生手段都无法解决的社会现实——日本的资本主义原始积累是靠着单方面吸血农村的廉价劳动力积攒起来的，被吸血的农村又要被当成废弃劳动力的垃圾场，客观上促使农村化作结核病的病灶，并进一步蔓延全国，导致百业凋敝。石原修把这些现实情况汇总起来，于大正二年（1913年）发表了《卫生学视角下的女工现况》，当中的《女工与

---

1 译者注：即客死异乡，火化后骨灰邮递回村。

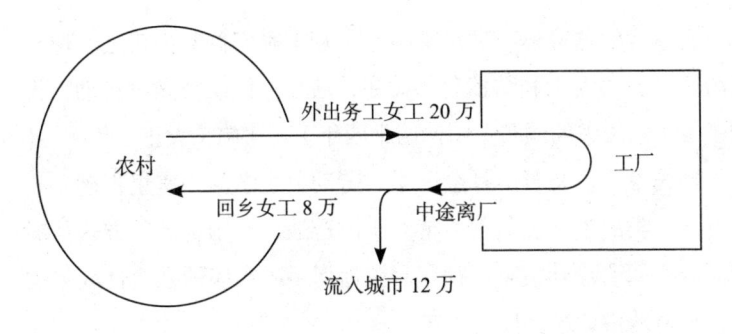

图 68　明治女工的生活状况

结核病》一节大意如下。

　　文章首先揭示了女工的悲惨遭遇，曝光了企业方统计的造假行为，并利用大量的统计数据证明女工与结核病的因果关系。农村平均每年有近 20 万女工流入工厂，当中 12 万人中途离开，转流到城市里；8 万人回乡，但大部分都已经是病弱之躯。女工的死亡率，厂内约为 8‰，回乡女工约为 30‰。按当时女工总数 50 万人计，即平均每年有 9000 人死亡，当中有 4000 名死者处于同一个年龄层，可知实际上有 5000 人是因为工作死亡的。为此，石原修怒斥资本家："显而易见，资本家们打着工业的旗号在光天化日之下行杀人之事。"

　　回乡女工的死亡率是一般死亡率的 2～3 倍。8 万回乡女工当中有 13 000 人是重病病人，推算这些重病病人中又有 3000 人是结核病人。工厂内部年均 5 万人失去劳动能力，当中的 1/4，即 13 300 人的原因是患上结核病。每年，这些病人有的流落到城市街头，有的回到农村，客观上把结核病传播到全国各地。石原修高呼警醒世人："再这样下去，不出数年，全国将一片荒芜。工业正在拖垮日本人的身体已经是不争的事实了！"

石原修的这篇爆炸性论文引来了资本家们群起而攻之，但也刺激了社会对女工和结核病的关注，甚至迫使议会做出行动，推动了《工厂法》的颁布（明治四十四年）与实施（大正五年）。此外，这篇论文也是日本社会医学、劳动卫生学的一座里程碑。石原修从人类的生活史角度看待女工的遭遇，利用统计学方式从时间而非空间追踪其实态，抽丝剥茧地揭示了疾病的社会性因果关系，有力地指证了责任的所在。

社会思想家木下尚江曾在明治三十七年5月8日的《平民新闻》上撰写评论文章，谓："肺病之源到底是何处？岂非大公司工厂乎？非男女职工宿舍乎？非贫民窟乎？非闾里陋室乎？"然

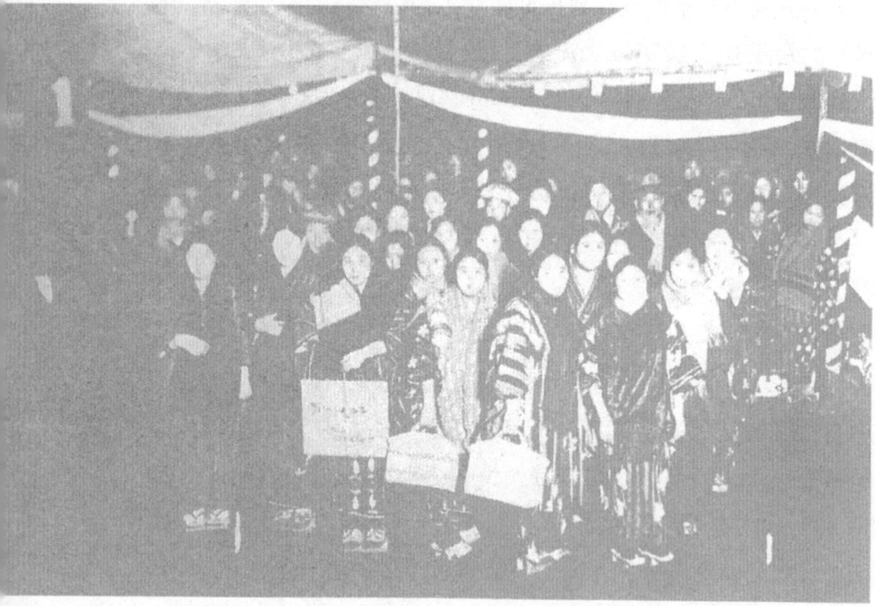

图69 回乡的女工
女工们带着结核回乡，客观上把结核病传播到了农村

而，先觉者们的警示和奋斗已经没办法压制早就渗透到日本全国的结核病了。

大正二年（1913年），日本结核预防协会成立。次年，"肺结核疗养所的建设和财政补助"成为立法议案。大正八年（1919年），《结核预防法》出台。然而，政府虽然参与了结核病的预防、治疗工作，但结核防疫的责任被推到了民间团体身上，而且这些民间团体的运营思想是"彰显天皇的仁慈"，从一开始就存在明显的局限性。

于是，在大正年间和昭和初期，日本盲目地走上了帝国主义道路，给日本人民接连带来深重的灾难。这期间，结核病长期霸占日本致死疾病的首位。结核病横扫日本，尤其喜欢侵袭贫困人口和青年人口。这场悲剧假如不像石原修所说的那样归咎于日本的资本主义和帝国主义，那还有其他原因吗？

明治四十二年，田山花袋的《乡下教师》问世。这是一部基于现实改编，描写明治末期某位青年的苦恼与挫折的名著。书中，把主角最后一点力气都抽干的，就是肺结核：

> 此时，他扑倒在床上，垫高枕头，伸出已经如同蝗虫一样的手到被子外，睡着了。

然后，在日俄战争中攻下辽阳的捷报传回，所有日本人都陷入到狂喜状态之际，主角在无人关注的角落里，怀着壮志未酬的遗憾撒手人寰了。

"殖产兴业"与公害病

在明治、大正年间害死了成千上万名女工的纺织产业,始于明治十六年(1883年)的大阪纺织公司。彼时正好是劫贫济富——农民和旧士族越来越穷,大地主、财阀越来越脑满肠肥——的松方财政如火如荼之时。北村透谷[1]不禁感叹:"见公伯益昌、农民日衰。呜呼!外面闻欢声,里面滴血泪!"可惜,这一警世之声被淹没在了富国强兵、殖产兴业的欢呼声里。在纺织产业迎来黄金时期的同时,面向军备扩张的炼钢、炼铜、造船业也在飞速发展,城市上空浓烟滚滚,田埂里毒害横流。

> 渡良濑、利根川沿岸一带土地渐遭矿毒侵蚀。矿毒经两岸大小堤坝流到田地里,混入饮用水中,以至于作物枯死、人畜倒毙。沿岸之地凡五万町步[2],居民近三十万。矿毒之激,年甚于年,祖先田园荒废殆尽、五谷不结、家畜毙死,人病死者不知其数。可怜这等无辜人民,因人为灾害陷于无衣可穿、无物可食的窘境,背负逝子,怀拥病亲,踉踉跄跄彷徨于白苇黄茅之间。落日余晖下,他们无助的身影恰似在呼号有司的冷酷和世人的无情。
>
> ——荒畑寒村《谷中村灭亡史》,1907年

被称为"公害原点"的足尾矿毒事件早在明治二十三年已经发生了,但直至明治三十三年的暴动事件(川俣事件)、三十四年的田中正造上访事件才广为人知。在这期间,政府也组织了

---

1 译者注:明治时期文艺评论家、诗人、和平主义运动家。
2 译者注:町步,日制面积单位。1町步约为9900平方米。

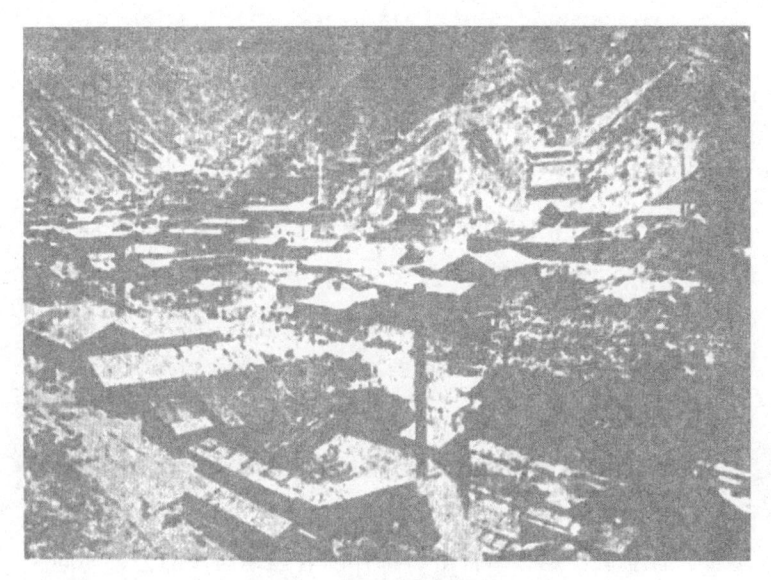

图 70　发生矿毒事件的足尾铜矿

"足尾矿毒事件调查委员会"进行了临床调查，负责人——东京大学教授入泽达吉也呼吁过要留意慢性铜中毒，但最终结论是未能断定矿毒直接危害人体。于是，矿毒受害者们哼着"人的身上藏着毒"的小调，自发展开了调查，编纂了症状报告和死亡统计。要从科学角度证明公害病的因果关系，时至今日还是个难题，何况在当时，矿毒问题还牵涉到政治纠纷，不了了之也是无可奈何。

连引发社会关注的足尾矿毒事件都这样，可想而知其他大大小小的公害不为人知地被埋没在了历史洪流之中。最近的一次关于矿毒的报纸头条是昭和四十六年6月17日《朝日新闻》的《夺走幼小生命的足尾铜山》，主要内容说的是栃木县佐野市发现了一份《足尾铜山矿毒受灾地的出生、死者调查报告》，这是明治三十二年的受害人们纂写的统计报告。据报告内容显示，明治二十七至三十一年的5年间，受灾地的婴幼儿死亡率异常高，如栃木县植野村伊保内（今佐野市）在明治三十年出生的17名婴儿，两年内夭折了16名，死亡率高达94.1%；同村大古屋（今佐野市）在明治二十七年出生的婴幼儿，3岁前的死亡率为62.5%，出生于明治二十八年的为72.2%。这其中的确有贫穷和传染病的因素，但更直接的原因应该是矿毒入侵了母体和胎儿。头条作者通过报道这份新材料，呼吁人们不可忽视公害病问题，某些时候甚至要回溯历史寻找证据。

随着工业革命的推进，足尾之外还有为数众多的公害病问题。明治时期的别子铜矿烟害事件、浅野水泥深川厂区降灰事件、日立矿山烟害事件等，都伴随着当地居民的公害病问题出现。

工业化造成了环境污染，环境污染又导致了公害病的产生。明治时期的有识之士其实早已发出过警示声音了。例如，明治二十九年（1896年），东京卫生试验所所长、药学家田原纯良在《大日本私立卫生会杂志》上撰文控诉：

> 亦不可不知若我国将来对大工业基地（如神户、大阪、东京）之卫生问题疏于关注，淀川清流将变为恶水污泥之浊河，东台郁郁苍苍之森林将化作赤地秃山。况吾人生活，空气片刻不可缺，井水日常须使用，若以毒雾恶烟满之，以废水毒汁污之，害毒所及，弥久深酷，人民不幸、恶疫侵袭之惨况将更甚矣！

田原纯良担心的"毒雾恶烟"很快就变成了现实。明治三十五年（1903年）的烟都大阪，府议会借中之岛火力发电站开始营运之机，向大阪府知事提交了一份旨在防治煤烟的意见书，里面提到：

> 数万烟囱所喷之煤烟，因气压等因素散落于地，污染衣服物品，固损其美，又混入饮食，致人常有不洁不适之感。加之煤烟使空气缺氧、碳酸增多故，炭肺病患者亦增多。最可怕者，肺结核患者之多也。视其诱因，实在于煤烟。又，灰尘量增加亦为呼吸系统病之助因，尤以助长小儿慢性结膜炎为甚。不止人类，煤烟更可直接损害植物，其例不胜枚举。若视事业性质，所排放之煤烟混有有毒瓦斯，其流害更甚，当无疑矣。

日本的空气污染问题始于明治时期的大阪。彼时的大阪烟囱林立，黑烟铺天盖地。最近发现的足尾铜矿受害民众自创的小调歌词中，有一句"矿毒被害是人祸"。既然是人祸，那就意味着公害病不仅是医学问题，更是社会问题，需要全社会勠力同心一起解决。在这种情况下，对疾病的历史分析就起到现实作用了。

作为社会病的精神病

明治二十五年（1892年），一本叫《无神无佛，世间常暗》的书籍畅销一时。这本书的作者叫绵织刚清，是"相马事件"的主角。这件事发生在明治十六年到二十八年，原相马藩主相马诚胤患了精神病，被软禁在府邸内，后来又移送到东京府癫狂院

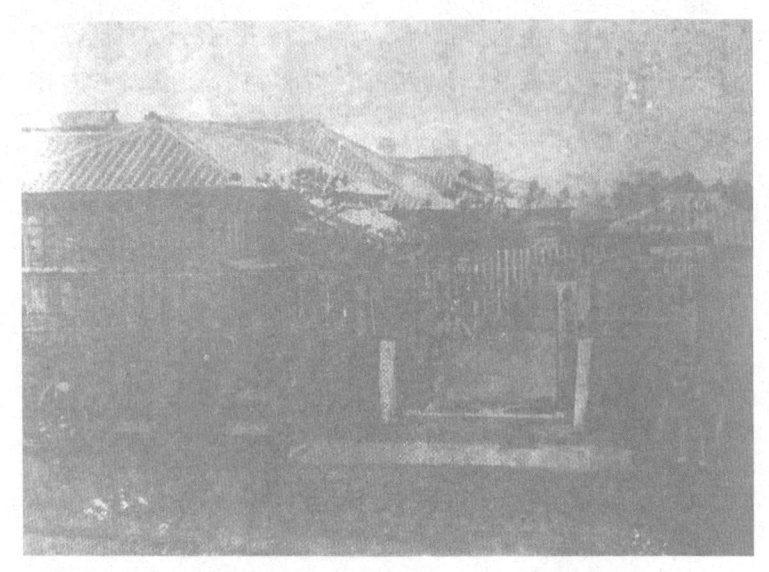

图71 东京府癫狂院（后巢鸭医院），明治十四年至十八年

里。旧臣绵织刚清认为这是家令[1]志贺直道（志贺直哉的祖父）的阴谋，于是潜入医院救出了相马诚胤。相马诚胤死后，绵织刚清向法院提出诉讼。这场诉讼引起了社会极大关注，有不少政界大人物卷入其中，如原告方的后藤新平、被告方的星亨等，下葬了的相马诚胤遗体也被挖起来尸检。

这件事的导火索是相马家的内情及绵织刚清本人的神经质，但事件发生的背景是精神病逐渐成为社会问题。以相马事件为契机，明治议会在明治三十三年（1900年）通过了《精神病者监护法》，由官方出面收容精神病人。这自是因为当时的日本精神医学还未发达，但更重要的是社会的大背景。明治时期，随着经

---

[1] 译者注：相当于管家。

济、政治、文化、思想的大变革，患精神病的人激增。

其实日本历史上早就有精神病人了。《古事记》《日本书纪》《万叶集》中已可见"气违""狂""物怪""物狂"等代指精神病、精神病人的词语；《大宝律令》首次出现"癫狂"一词；11世纪，人们相信参拜京都岩仓大云寺能治精神病，后世称岩仓为"日本赫尔市[1]"；近世之后，关于精神病的文献记载更多了，江户时期甚至会以"狂人"的罪名把人下狱或流放，囚禁、虐待、不管不顾的例子更是不计其数。但是，日本终究没有欧洲那种偏执的宗教歧视，精神病的多发应该不可能是社会压迫或社会恐慌，况且日本也没有过西欧猎巫那样的群体性精神异常。封建社会应该有相应的自卫体制防范异常者多发于未然。

精神病不像传染病那样会直接引发激烈的社会混乱和人命伤亡，但它却是社会状况所创造出来的最具社会性的疾病。按理来说，贸然地把文明和精神病牵扯到一起未免有种低劣的文明罪恶论的诽谤感觉，数据上也难以证明文明开化与精神病的因果关系。从疾病的性质来看，精神病的准确统计数据获取难度比性病和麻风病还高。例如，大正六年的精神病人数，警方的统计数据是48 460人；保健卫生调查会的数据是64 941人；东京大学精神病科教授吴秀三领衔的明治四十三年至大正五年调查成果报告——《精神病人居家监察的实况及其统计观察》显示，精神病人"全国凡十四五万"；明治四十四年第28次议会上，山根正次提交了《官公立精神病院设置建议案》，提到"据统计所示，我同胞中五百分之一，即十多万人为精神病者"。再往前，吴秀三认为明治二十七年全日本约8万精神病人；榊保三郎认为明治

---

[1] 译者注：700年前后精神病人的巡礼地，位于比利时。

三十四年约有10万人。或许这些统计数据也只不过是冰山一角，但窃以为至少比警方的统计数据可信。

明治维新是日本历史上罕见的剧烈社会变革。生活模式、伦理、价值观的剧变和生存竞争的激化带来的是教育更加繁重、生活更加艰难，引发了人精神上的动摇和恐慌。农村人口流入城市、士族沦为雇佣劳工，无数被迫跳出舒适圈的人在接触新模式、新体系的过程中，精神上的纠结越来越多。原有的生活习惯和阶级秩序的崩溃引发了传统价值的崩溃，传统价值的崩溃又引发了原有的社会防卫机制的崩溃。于是那些跟不上社会变化、无法适应新社会的人在不断的精神动摇、恐慌、纠结（conflict）和沮丧（frustration）中，精神病症状越发明显。

当然，我们不能片面强调精神病的外部病因，只不过我们无法否认，在近代化尤其是城市化的过程中，社会逐渐营造了一个让精神病发展成社会病的生态。明治三十四年，榊保三郎指出："食劣事繁、小心翼翼者多发精神病"。

村公所的胆小的书记，传说是发疯了，故乡的秋天。

——石川啄木《烟》

在东京府癫狂院开设的明治十二年前后，发病的精神病人会被戴上手铐和脚镣。明治三十四年，吴秀三任巢鸭医院院长后，下令禁止使用束缚刑具、禁止称呼病人时使用"狂"字，与法国大革命时期皮内尔（1745—1826年）医生[1]所做的如出一辙。可惜，精神医学在日本医学界得不到重视，世人对此也不理解，直至昭

---

1 译者注：菲利普·皮内尔（Philippe Pinel），法国大革命时期的精神病科医生，被誉为现代精神病学之父。

和时期还有一部分精神病人戴着镣铐。

由于精神病有社会病的性质，所以官方经常基于政治立场，从治安的角度对待精神病人。上文提到明治三十三年（1900年），议会通过了《精神病者监护法》，但同时也通过了《治安警察法》，即立法的用意在于维持治安，把精神病人的监护委托给了警方去实施。这种做法和早期的急性传染病和麻风病防疫政策别无二致。而警察权强行介入的事实也表明，精神病在当时是一种受到社会强力制约的疾病。

大正八年（1919年），《精神病院法》终于颁布，尽管还存在着隔离、监禁的思想，但终究开始考虑精神病人的福利了。第二次世界大战期间，日本于昭和十五年（1940年）制定了一部恶法——《国民优生法》（俗称《断种法》），把精神病定性为遗传病。同时制定的还有《国民体力法》。这两部法律意在筛选、登记公民，把国民健康纳入到国家管理，用作决战后备资源。这是一段不幸的历史记忆，每个人的健康、疾病都从自身的生活史被剥离了。

鲁思·本尼迪克特在《菊与刀》[1]中说，相对于欧洲的"罪感文化"，日本属于"耻感文化"。极具羞耻感的日本人对于迎合外在期望颇为紧张，这种紧张表现为"使日本成为东方领袖和世界一大强国。但对于个人，这种紧张感则成了沉重负担。……有时他们会爆发积愤，表现为极端的攻击性行动。……他们那危险的自我，如果可能，就会向诽谤者发泄；如不可能，就向自己发泄"。社会心理学、文化人类学认为日本人无论在社会还是家庭都时刻紧绷神经，或许这也是日本精神病和自杀多发的原因，我

---

[1] 译者注：引文摘自本尼迪克特著，吕万和、熊达云、王智新译，《菊与刀》（增订版），商务印书馆，2011年。

们不应该忽视。

据昭和三十八年（1963年）的全国普查，日本的精神障碍者一共约124万人，当中精神病人57万，思觉失调病人40万，其他诸如中毒性精神障碍病人、精神病性质（性格异常）病人、神经症病人等合计约27万。在社会越来越紧张的今天，日本精神病人的增加已经和其他文明国家不相上下了，而且最近精神障碍者的犯罪行为也越来越多，原因一方面是精神医学的进步，能够更准确地识别精神病人，但另一方面似乎也隐隐约约有倒退回《精神病者监护法》时代的趋势，对精神病人的管控又严格了起来。或许这就是精神病作为社会病的一个大难题吧。

死因所见的"明治百年"

回想起来，在明治、大正年间几乎把日本人打入万劫不复深渊的各种传染病，除了结核病和性病的残余以及像游击队那般时不时暴发一下的流感之外，在今天的日常生活中至少已经不再是令人闻而生畏的对象了。过去曾令陆军和海军头疼不已的脚气病不复存在，社会平均寿命提高，死亡率降低，公民身体素质提高，人口也增加了。

但无论哪个时代，人总会因为各种原因而死。伤病没有消失，只是改变了而已。那么，在明治百年间，不同时期的大多数日本人各自是因为什么疾病逝世的呢？回答这个问题的线索我们可以参照明治三十三年（1900年）至昭和四十五年（1970年）的死因排序年份推移统计表（表11）。

明治至昭和初期的死因前三甲分别是肺炎/支气管炎、肠胃

表 11　死因排序年份推移统计表（死亡率，每十万人口）

年份	第 1 位 死因	死亡率	第 2 位 死因	死亡率	第 3 位 死因	死亡率	第 4 位 死因	死亡率	第 5 位 死因	死亡率
1900	肺炎、支气管炎	226.1	结核病	163.7	脑卒中	159.2	肠胃炎	133.8	衰老	131.0
1905	肺炎、支气管炎	247.4	结核病	206.0	脑卒中	163.4	衰老	139.9	肠胃炎	137.2
1910	肺炎、支气管炎	262.0	结核病	230.2	肠胃炎	213.4	脑卒中	131.9	衰老	120.2
1915	肺炎、支气管炎	261.1	肠胃炎	247.2	结核病	219.7	脑卒中	128.8	衰老	112.5
1920	肺炎、支气管炎	408.0	肠胃炎	254.2	结核病	223.7	流感	193.7	脑卒中	157.6
1925	肺炎、支气管炎	275.6	肠胃炎	238.2	结核病	194.1	脑卒中	161.2	衰老	117.3

（续表）

年份	第1位 死因	第1位 死亡率	第2位 死因	第2位 死亡率	第3位 死因	第3位 死亡率	第4位 死因	第4位 死亡率	第5位 死因	第5位 死亡率
1930	肠胃炎	221.4	肺炎、支气管炎	200.1	结核病	185.6	脑卒中	162.8	衰老	118.8
1935	结核病	190.8	肺炎、支气管炎	186.7	肠胃炎	173.2	脑卒中	165.4	衰老	114.0
1940	结核病	212.9	肺炎、支气管炎	185.8	脑卒中	177.7	肠胃炎	159.2	衰老	124.5
1947	结核病	187.2	肺炎、支气管炎	174.8	肠胃炎	136.8	脑卒中	129.4	衰老	100.3
1950	结核病	146.4	脑卒中	127.1	肺炎、支气管炎	93.2	肠胃炎	82.4	癌症	77.4
1955	脑卒中	136.1	癌症	87.1	衰老	67.1	心脏病	60.9	结核病	52.3

（续表）

年份	第1位 死因	第1位 死亡率	第2位 死因	第2位 死亡率	第3位 死因	第3位 死亡率	第4位 死因	第4位 死亡率	第5位 死因	第5位 死亡率
1960	脑卒中	160.7	癌症	100.4	心脏病	73.2	衰老	58.0	肺炎、支气管炎	49.3
1965	脑卒中	175.8	癌症	108.4	心脏病	77.0	衰老	50.0	事故	40.9
1966	脑卒中	173.8	癌症	110.9	心脏病	71.9	衰老	44.6	事故	43.0
1967	脑卒中	173.1	癌症	113.0	心脏病	75.7	衰老	43.3	事故	41.9
1968	脑卒中	173.5	癌症	114.6	心脏病	80.2	事故	40.2	衰老	39.4
1969	脑卒中	174.4	癌症	116.2	心脏病	81.7	事故	42.2	衰老	37.1
1970	脑卒中	175.4	癌症	116.1	心脏病	86.3	事故	41.9	衰老	38.0

脑卒中即所谓中枢神经系统血管损伤；肺炎、支气管炎包括新生儿肺炎；肠胃炎包括胃炎、十二指肠炎、肠炎、大肠炎及新生儿腹泻。来源：厚生省《人口动态统计》

炎、结核病等感染性疾病。自昭和十年（1935年）起结核病挤掉了其余两者后，到昭和二十五年（1950年）一直占据榜首。昭和二十六年（1951年），在前一年还屈居第2的脑卒中取代了结核病的榜首位置；昭和二十八年（1953年），癌症异军突起杀到第2位；昭和三十三年（1958年），心脏病排到了第3位。自此直至昭和四十五年（1970年），脑卒中、癌症和心脏病牢牢占据着日本社会三大成人病的地位。此外，车祸等事故在昭和三十八年（1963年）成了死因第5位，在昭和四十三年（1968年）升至第4位。由此可见，随着人口结构、社会环境的变化和医学卫生的发展，疾病的结构也会发生变化。

明治、大正年间的榜首：肺炎/支气管炎平均每年有10万～15万死者，今天已经减至7万人，掉到了第4位；结核病在昭和十八年（1943年）的死者最多，为171 474人，而今天的死亡人数还不到其1/10，排名掉到了第17位；在大正十年造成15万～16万人死亡的肠胃炎在今天也已经掉到了10位开外（表12）。而且我们要注意，这些死亡人数的比较还没考虑人口增加的因素在内。

如今排名第3的脑卒中自大正十三年（1924年）起平均每年死亡人数约为10万人。战败之后的昭和二十三年（1948年）因为粮食问题突破了10万人，但自此之后脑卒中的死亡人数一直在增加。昭和三十五年（1960年）突破15万人；昭和六十一年（1986年）约为129 289人。癌症在明治年间的死亡人数为2万～3万人，战前达到了5万人，战后迅速上升，在昭和五十六年（1981年）成了死因榜榜首，到了昭和六十一（1986年）年，死于癌症的人数为191 654人，整整是战前的4倍。排名第二的心脏病也是战后的成长股，明治年间的死亡人数为2万～3万

表 12　平成二年（1990 年）日本人死亡原因排行榜（每 10 万人口）

排名	死因	死亡人数	死亡率
1	癌症	217 367	177.0
2	心脏病	165 429	134.7
3	脑血管病	121 928	99.3
4	肺炎及支气管炎	74 518	60.7
5	事故	31 740	25.8
6	衰老	24 179	19.7
7	自杀	20 058	16.3
8	肾炎、肾病综合征	17 130	14.0
9	肝病、肝硬化	16 788	13.7
10	糖尿病	9469	7.7

来源：厚生省《人口动态统计》

人，到了昭和六十一年已经有了 42 581 人。而且这些数据还要考虑到过去对癌症和心脏病的诊断技术不发达，存在漏网之鱼的可能性。

　　事故和自杀现在能排到第 5 和第 7 位，与社会环境因素脱不开干系。在明治至第二次世界大战前，除了大正十二年的关东大地震之外，死亡人数才 2 万多（每 10 万人），具体致死事故多是溺死、烧死或工伤致死，而今天的事故死亡人数为 28 610 人，其中 1/2 的人死于车祸，事故死亡在今天离我们每个人都很近。此外，日本自古以来就是世界前列的自杀大国。平成二年（1990年），日本的自杀死亡人数（20 058 人）已经接近了衰老死亡人数，而且老年人自杀的比例比青年人高，一定程度上反映出今天的老人问题。

纵观今天死因的年龄层分布，大致呈以下特征。首先，1—14岁儿童的死亡原因，首位是事故；排第2位的死因要分情况，1—14岁儿童是先天异常，5—14岁儿童是癌症。其次，15—24岁青少年死因首位是自杀，第2位是事故，第3位是癌症，其中非因病自杀和事故死亡占了这个年龄层的1/2。30—40岁死因的前三位分别是癌症、自杀、事故。至于35—59岁这个年龄层的人，无论在社会和家庭中的地位都是最重要的，他们的死亡原因排榜首的是癌症，第2位的死因要分情况，35—44岁是自杀，45—59岁是心脏病。最后，60—80岁，最大的死因是心脏病。

要注意的是，死亡率高的疾病，患病率不一定高。换言之，一些罹患率非常高的疾病有时候并不致命。据平成二年的病人调查显示，患病率较高的疾病有高血压、腰痛、肩周炎、眼病、皮肤病、风湿、精神病、糖尿病等。其中，腰痛、眼病和神经衰弱等神经障碍显然是文明病性质的疾病。

传染病和群体性疾病减少，成人病和文明病反而增加，这似乎是所有文明国家，尤其是发达国家无法避免的普遍历史现象。

过去高喊着富国强兵、殖产兴业的"大日本帝国"，到20世纪90年代成为消费繁荣、国内生产总值世界第二的"经济大国"[1]。每个人都有自己独一无二的生活史，然而回望明治百年，却发现不是所有日本人都活出了精彩的人生。明治时期文学家樋口一叶

---

[1] 译者注：2010年，中国GNP超过日本成为世界第二。

和石川啄木被肺结核所累，只走过短暂的一生；昭和时期的文学家不少死于癌症和心脏病。明治时期的诗人在作品中谓胸中的声响"比冬天的风还荒凉"，昭和时期的诗人也从文学角度描写了癌症：

> 往我的食道里种下癌的混账是谁？
> ……
> 一定是我的某个敌人吧。
> 他是我最大的敌人
> 但这个敌人又是谁呢？
>
> ——高见顺《来自死亡深渊》

终 章

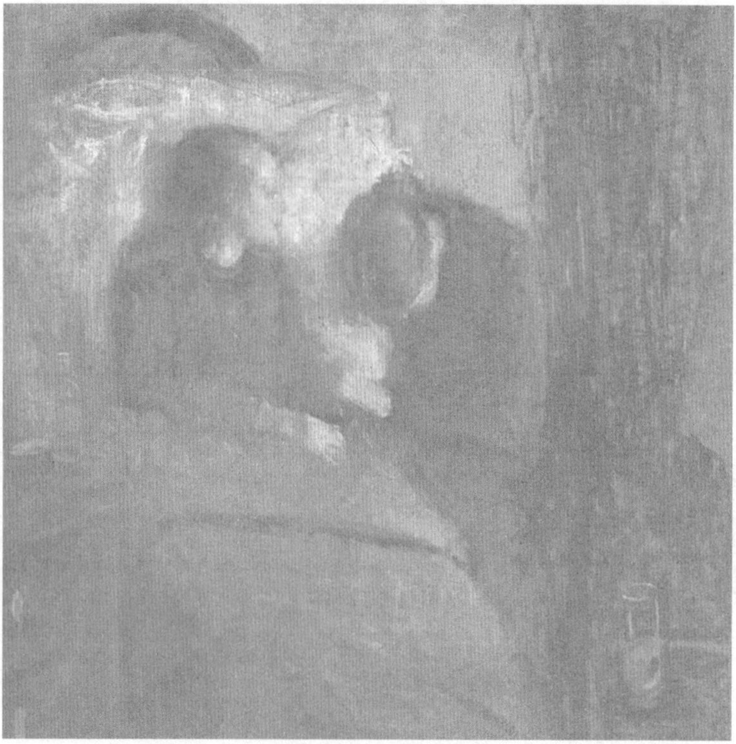

图 72 《病中的孩子》，爱德华·蒙克绘，19 世纪油画

跨越高墙

　　她把病号长衫敞开……把宽松的内衣领口往下拉，于是里边露出她那注定要被割去的右乳。……嫩红色的乳头……浮现在他面前，眼睛简直顶不住这嫩红色的冲击！

　　阿霞俯身向他的脑袋挨得很近很近，就这样托着那只乳房。"吻吧！你吻吧！"她等待着，敦促他。焦姆卡吸着从她怀里送来的暖香，怀着感激和狂喜的心情，像一头猪崽似的，用急切的嘴唇拱向悬在他脸上的这轮廓弯曲而丰满的整个乳房——它保持着固有的形状，无论是绘画还是雕塑都创造不出比这更柔和、更美的线条来。

　　"你能记住吗？……你能记住它曾经存在过吗？也能记住它是什么样吗？……"阿霞的泪水落到了他那头发剪短了的脑袋上。……他吻遍了这悬在他脸上的奇宝。

　　今天是奇宝，可明天就会被扔进垃圾堆里去。

　　这是索尔仁尼琴《癌症楼》[1]中尤为让人动容的一处情节。文中如实描写了癌症这个疾病的现实。一名17岁少女的乳房患了癌，不得不手术切除，"被扔进垃圾堆里去"。而且即使做了手术也不见得一定能治好。甚至某些情况下，癌症是治好了，但命却救不回来。

　　相较于曾经的鼠疫、梅毒、霍乱和结核，癌症又是怎样的一出悲剧呢？

　　石川啄木曾感叹"不管怎样劳动，我的生活还是不能安乐"，

---

[1] 译者注：摘自姜明河译本，译林出版社，2013年。

但至少啄木还能"定睛看着自己的手"。然而现代人甚至连"看自己的手"的空余时间都没有。比起明治时期的诗人，现代人的"生活"到底好在哪里呢？

历史经验告诉我们，每个文明、每个社会，都有其自身特有的恶疾，每逢文明或社会的变动期，恶疾就会出现，然后又在文明或社会的改革之中消退、被压制。无论是13世纪的麻风病、14世纪的鼠疫还是16世纪的梅毒，当时的医学都无能为力。就连18世纪的天花和19世纪的结核病，更多地都是靠社会改革而非医学进步压制住的。文明和社会建起了防疫的高墙，而医学只不过是在这堵高墙之内做一些收尾的工作而已。

可是文明的高墙一旦建起来，城墙越高越厚，墙内暴发的恶疾所造成的灾难也将更严重。假设美国的某座城市，把工人群体从寒风刺骨的贫民窟迁移到环境更好的平层公寓里，那么普通疾病的死亡率反而会上升一半。历史上，人类在墙壁中击退了结核病和霍乱，却引发了癌症、心脏病、精神病等恶疾，而且这些新恶疾的破坏力并不比旧恶疾低。

我们在寻求方法对付高墙中的疾病时，是不是应该跳出墙外，回顾一下历史呢？

曾经的足尾矿毒事件中，政府组织的调查委员会专家们对矿毒的因果关系避而不谈（第9章）。这自然有政治制约的因素，但要科学地证明因果关系，需要回溯时间和历史，这一工作在墙内是不可能完成的。相反地，恩格斯和石原修之所以成功地证明了工厂劳动与结核病的因果关系（第5章、第9章），除了他们秉持的思想立场因素之外，还因为他们能够跨越高墙，拥有从历史角度看待疾病的慧眼。

足尾矿毒事件过后70年，能够证明公害病病因的数据重见天日（第9章）。最近的调查也迫使社会承认，第二次世界大战期间大分县炼铜厂内多发的癌症是铜矿含有的砷所引发的职业癌症，成了学会上的热点议题（《朝日新闻》晚报，1971年10月28日）。

可见，不同疾病的病因和病理都要通过历史分析证明之后，才能成为人们所接受的现实。可惜，疾病的历史分析目前还是一个未经开垦的科学领域，但相信总有一天，历史病理学（historico-pathology）或者历史地理病理学（historico-geographical pathology）会成为医学领域的专门分支学科。

从文明和社会的发展背景下谈疾病，在过去我们谈的多是身体上的疾病，但其实心理上的疾病——精神病更应该从这个角度出发来谈。更准确地说，历史研究应该成为精神医学的重要组成部分。也正因为如此，"文明与疯狂""社会与精神病"之类的话题本身就应该另著讲述，本书在前面的内容中也尽量避免谈论，将之放到最后一章，稍微提一下历史上的精神病和群体性精神异常事例，确认问题的所在。

历史进程中的夜与雾

"精神病历史的书写是医学史研究领域里最难的课题"，医疗史学家西格里斯特和阿科涅希特异口同声说道。之所以难，原因或许是精神病是最为医学所抗拒的疾病，是与社会、思想联系最紧密的疾病，而最重要的是精神异常的判断标准是什么没有达成共识。

这几个问题我们暂且按下不谈，先来看一下荷兰文艺复兴巨匠彼得·勃鲁盖尔的画作。这是他所画的中世纪舞蹈病组画的

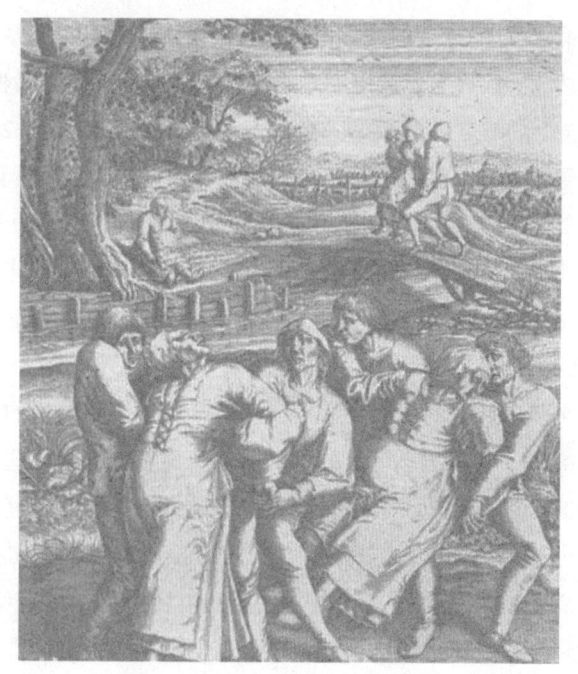

图 73　中世纪流行的"舞蹈病"，勃鲁盖尔绘，16 世纪

其中一幅。当时社会上有一种迷信，认为陷入狂躁状态，兀自舞动身躯不止的病人只要走过了布鲁塞尔附近的莫伦贝克桥就会康复，于是大批病人在圣约翰日这天纷纷来到这里过桥。画作所描绘的就是这一场景。

现代医学语境下的舞蹈病（chorea）是一种不明原因的不随意运动障碍综合征，因为病人无法控制手脚活动，走路看起来像跳舞，故有此名，一般认为是锥体外系疾病的一种，与中世纪的舞蹈病（dancing mania）不是同一个病。中世纪舞蹈病是一种流行病和群体性疾病。

据说舞蹈病最先出现在 1027 年德国一个名叫科尔维希的村

庄，病人会突然陷入狂躁状态，疯狂舞动身躯，失去意识，腹部隆起，然后陷入昏睡状态直至死亡。侥幸保住一命的病人则有类似帕金森症的身体抖动后遗症。

1237年，德国埃尔福特市内大批儿童患上了舞蹈病；1374年，还是德国，同样的情况发生在了亚琛市，而且还传染到了其他城市，光是科隆市就有500人，而梅茨市整整有1000人在疯狂跳舞，连荷兰也被传染；15世纪的意大利南部，人们以为舞蹈病是人被塔兰图拉毒蛛（tarantula）咬后引起的，遂把舞蹈病命名为"毒蛛舞蹈症"（tarantism）。但在18世纪最后一次死灰复燃之后，舞蹈病就在历史上消失了。

这些病情不大可能是相同病因、相同病理引起的，能称得上相同点的因素是这些病情都出现于政治动荡、经济混乱、性压抑和瘟疫流行的时代。目前猜测这是特定时代环境下的群体性癔症，又或者是某种类似脑炎的中枢神经系统感染症在时代环境作用下显现出的身体症状。

中世纪的流行性舞蹈病在今天已经不见踪影了，但精神病和神经病却成了世界各大文明国家的严重社会问题。"疯狂"正在现代人之中不断扩散，但这种疯狂不是过去癔症的那种"热疯病"，反而是诸如神经衰弱之类的"冷疯病"。造成这一局面的原因之一自然是中世纪封建社会与现代社会管理模式的不同，但是两个社会的人精神都那么脆弱，这其中是不是有什么共同之处呢？

17世纪前半叶，正是笛卡尔、哈维[1]的时代，德国一位叫修佩（Friedrich Spee）的神父写下了一篇长文反对猎巫，里面有这么一段：

---

1 译者注：威廉·哈维（William Harvey，1578—1657年），英国医生，血液循环的发现者。

> 所有的责任都由女巫，而非上帝或自然来承担。……利欲熏心之下，宗教裁判狂热愈演愈烈。官差们不仅从出庭的被告手中索取常例钱，还能按烧死的女巫人头数拿赏赐。……不惜刑讯逼供他人指认女巫。……忍受不住大刑……只好胡乱招供一个自己都不认识的人的名字。于是人人招供，人人有罪。这种审判只要一天存在，任何人无论性别、财力、境遇、地位，就一天不得安宁。

如果我们把文中的"女巫"换成"犹太人"，里面的描写正与《夜与雾》[1]里记录的第二次世界大战中纳粹屠杀犹太人的梦魇情景一模一样。

15—17世纪的欧洲，女巫因宗教狂热而被当作代罪羔羊（scape goat），大批无辜女性因此惨死。20世纪，犹太人也被当作代罪羔羊遭到大批屠杀，只不过原因不是宗教而是政治狂热罢了。

这类群体性妄想（massenwahn）、群体性精神异常（collective mental disorder）属于社会病理学的问题，相关内容有点超出本书所谈的话题范畴，故不太适宜在这里详细探讨。但我们要注意，这种疯狂的猎巫行动没有发生在所谓的中世纪黑暗时代，反而发生在人文精神觉醒的文艺复兴时期和印刷术发明、近代科学技术萌芽的新时代里。文艺复兴与近代科学萌芽之于当时的人们，以及现代信息媒体高度发达、电脑等新文明产物接连出现的现代之于现代人，似乎有着某种相似的时代氛围。时至今日，可能不会再有人相信女巫的存在了，但群体妄想依然存在。而群体性精神异常的社会心理依据，就在于群体妄想的存在。

---

[1] 译者注：法国导演阿伦·雷乃拍摄的奥斯维辛集中营纪录片，上映于1956年。

历史的进步与疾病

疾病是怎么被创造出来的？疾病和文明、社会又有怎样的关联？我们一边向历史追问着，一边任性地走到今天。那么，我们现在走到了什么地方了呢？

"疾病是文明和社会所创造的""时代不同，病情也随之改变""疾病也能够反映历史规律""某些情况下可以通过历史分析得出病因"……我们所学到的，就是这些目前来看并没有错的观念。

我们现在站在这里，不由得产生了一个十分朴素的疑问——所谓文明的"进步"，到底消灭了多少疾病呢？

从古希腊、罗马的瘟疫开始，到中世纪的麻风病、鼠疫，再到后来的天花、梅毒及近现代的伤寒、霍乱、结核病……我们在书中已经了解到这些恶疾是如何被压制、驱逐出人类社会的。但同时，历史非常恶趣味地告诉我们，一种恶疾消失了，必定会产生另一种新恶疾，这是一个无限的轮回。传染病似乎有一种文明抵抗性，随着文明程度的提高，感染的部位也不断向上，先是消化器官，然后是呼吸器官，最后侵蚀脑部（如脊髓灰质炎）。结核病和霍乱被文明国家驱逐到了其他地区，时至今日依然是当地为祸一方的"山大王"，破坏性甚至比过去还要大。而驱逐了结核病和霍乱的文明国家，今天则饱受癌症、心脏病和精神病、公害病的肆虐。

人总会因为某些原因而死。如果我们把这些死因统一称为"疾病"，那么疾病永远不会消失。从科学的角度来看，今天的癌症和心脏病自然不能贸然地与过去的鼠疫、结核病相提并论。我明白这一常识，但我还是不避妄加断定之嫌，想从疾病的历史中列举一组微妙的偶然数据——公元前 5 世纪的雅典大瘟疫的死亡率是 1/4，14 世纪黑死病的死亡率也是 1/4，今天的癌症死亡率还是 1/4。这不由得让我揣测，假如有一天我们压制住了癌症，会不会有另一个死亡率为 1/4 的新疾病出现呢？虽然这只是我个人的想法，可是只要"疾病"不消失，或许这个数据总有一天会成真。

那么，我们对人类的历史能期待些什么呢？要回答这个问题，我们不得不先回答两个更大的问题——在疾病与人类历史的语境下，历史的所谓"进步"到底是什么呢？这些进步又有什么意义呢？

今时今日，当我们被问到什么是真正的文明、什么是真正的进步时，过去那种以纸、钢铁、电力的生产量或消费量为文明尺度的思想已经行不通了。造纸会产生污泥、冶铁炼钢会污染空气、电力会破坏环境。在今天，所谓的"反科学主义""反进步思想"说不定才是真的进步思想。换到疾病的语境，这其实是在问压制瘟疫、死亡率下降、平均寿命延长真的是历史的进步吗？

然而一方面，即使说让你重返那个没电没汽车的年代，你也回不去。同理，让你回到以前结核病的全盛年代、"人生四十"的年代，你也是回不去的。但另一方面，正如纸、钢铁在今天已经不算是"文明"一样，没有结核病、"人生八十"在今天也不能说是文明。这就导致我们不得不以文明病来作为衡量"文明"的尺度。

今天社会上有了"亚健康"的概念，所谓"不生病不代表你健康"。微生物学家勒内·杜博斯甚至把自己从文明论角度出发论述人类与疾病的著作命名为《健康的幻境》。在他看来，没有疾病的世界只是一种幻想，幻想一个无病无痛的世界反而是危险的。这么一来，我们又陷入了怀疑主义的窠臼中，忽视了人类历史上可期待的一些闪光处。

在怀疑主义的迷雾中，我们可以联想一下这件事——越是文明先进发达的国家，自杀人数越多，反之越少。即使是在战俘营、集中营这种极端状况中，自杀也不常见。精神医学专家维克多·弗兰克尔在看了《夜与雾》这部记录犹太人集中营凄惨遭遇的影片后，说了以下这么一段话：

> 不要问我们能期待人生些什么，而要问人生能期待我们些什么。……不要问别人人生有什么意义，而要问自己人生有什么意义，并去亲自体验一番。

这段话里面的"人生"或许可以替换为"疾病"。生命最稳定的状态是在它死亡之后回归到生命之源——物质世界之时。毕竟死亡是熵值最大、最稳定的状态。因此任何人，只要他活着，他就是个"病人"。而病人所创造出来的文明，自然也是"有病的文明"。

在此基础之上，"病人"——有病的人类（homo patient）是不是应该自问一句——历史会对人类提问些什么呢？

如何与疾病打交道，因人而异。同理，从这个"有病的文明"的病历里能得出怎样的诊断结论，也是因人而异。或许，我们得不到所希望的诊断结论。要是真那样的话，至少希望这份病历能够化作一首镇魂曲，献给过去那些已经逝去的"有病的文明"，也算是聊以慰藉吧。

初版后记

本书是今年夏天我在如往常一样到富士见高原度假时开始写作的，但写作动机其实早在十年前我读了医疗史学专家西格里斯特的《疾病的文化史》之后就有了。

写了一部分之后，又被另一些工作绊住了手脚。随着日子的过去，我脑海里逐渐构思了"疾病社会史""疾病文化史"和"疾病思想史"三个主题。此际我能够下笔成书写完第一个主题——尽管多有不足——也算是了解了一桩心事。

本来这本书我想定名为《疾病社会史概况》的。毕竟我是在百务缠身之中抽空写作，舛误之处在所难免，还望读者诸君多多包涵，并恭请诸方家不吝指正。

有人问我，为什么我身为一个历史学家，竟然敢跨界到疾病的问题上。对这个问题的回答，其实读完本书诸君应该也有答案，在这里我想用希波克拉底的一句话来概括我做出这一轻率决定的原因：

> 讨论医术的人应该讨论的是普罗大众都知道的内容。毕竟他所研究、所讨论的正是让普通人遭受病痛之苦的疾病。

最后，本书引用了众多前贤师友的成果，也参考了各地借阅的材料。无法一一指名道谢，在此一并鞠躬感恩。

另外，还要感谢我在参加NHK电视台的电视广播节目时因数面之缘而结识的友人——日本放送出版协会的大古场哲夫先生。在他的引荐和运作之下，这份草就的原稿才得以付梓化作铅字。在此向大古场先生及编辑部诸位的辛勤劳动致以衷心感谢。

立川昭二

1971年12月1日

岩波现代文库版后记

这本书最早是在36年前问世的，但由于书中所描述的历史几乎没有改变，所以岩波现代文库将之重版再刊。字词部分改动不多，但图版有相当多的更新，还重新设计了封面。

如果要从今天的问题意识出发重新写一部疾病社会史，那肯定不能还按照原样来写。就算只是补充，可能补充的内容都比得上原书了。囿于篇幅所限，所以我想从这36年的时光中所产生的种种新课题里，只挑几个相关的问题点稍微谈谈我的看法，聊以作为本书在今天的一点补充。

本书的中心思想是"文明创造了疾病，疾病又倒过来塑造文明"。人们常说"歌曲是社会倒影，社会也是歌曲倒影"，化用一下就是"疾病是社会倒影，社会也是疾病倒影"。流行曲是在特定的时代背景（文明、社会）下产生的，而创造出来的流行曲又能影响时代的风气。同理，流行病是在特定的时代背景（文明、社会）下产生的，而为了应对这个流行病，这些背景又必须做出相应的调整。从而每个时代都有相应的"时代病"，人们会感染上"时代病"，死于"时代病"。我在这里所说的流行病并不是单纯指传染病，而是泛指侵蚀着整个社会的疾病。例如，本书提到的麻风病、结核病和霍乱就是产生于贫穷时代的"穷人病"。贫穷时代孕育了穷人病，而穷人病又催生出新的贫穷社会。

如果说在世界史上写下厚重一笔的鼠疫是由陆上交通和海上

交通时代的文化交流所创造出来的瘟疫，那么今天的新型流感则是喷射飞机时代所创造的、全世界同时多点暴发的瘟疫。瘟疫的传播从过去的点线时代进入到今天的面时代。就像文明存在离心力和向心力，瘟疫也有离心力和向心力，只不过现代的发展水平缩短了时间差而已。

过去，在性解放和贫穷的背景之下诞生的娼妓社会创造了梅毒这一流行病；今天，在性擦边球的亚文化影响下，催生了艾滋病，在全世界的贫困地区蔓延。可以说，艾滋病是梅毒在现代的升级版。

现代，是一个繁荣、洁净的时代，然后大肠埃希菌感染之类的新型消化系统感染症就成了这个时代的文明病。这种文明病算得上是一种"富贵病"。现代社会一味追求方便、快捷，并深信不疑这就是好的，结果却遭到了一度被认为已经埋没在历史垃圾堆里的感染症的反戈一击。

今日已被忘却的寄生虫病，在过去是与营养不良相关的"穷人病"；而现代流行病之一的花粉症等过敏性疾病的其中一个病因是营养过剩，是这个时代的"富贵病"。

美国的女评论家桑塔格在《疾病的隐喻》中说，结核病是一种"消耗性的疾病"，所以其袭击的对象是近代社会发展期的青年群体。与之相对，癌症是"侵袭性的疾病"，所以它主要袭击的是社会高度成长期的中年群体[1]。癌症的转移恰似殖民地侵略，所以癌症医疗有时也叫作"癌症压制""癌症战略"，甚至有"靶

---

[1] 译者注：见《疾病的隐喻》（程巍译，上海译文出版社，2018年）第一篇第二章："对结核病而言，患者是'被消耗掉的'，是被燃烧掉的，而对癌症来说，患者是被外来细胞'侵入'的，这些细胞大量繁殖，造成了身体功能的退化和障碍。"

向疗法"这种听起来有点军事色彩的词语。癌症真的堪称是现代社会的"隐喻"。

在老龄化社会的背景下，糖尿病、高血压、肥胖症等慢性病出现在现代人日常话题里的频率要比急性病高得多。在过去，这些慢性病都被叫作"成人病"，现在已经成了生活习惯病了。

正如"糖尿病预备役"这个词的含义所示，一些疾病正处于"健康"和"生病"之间的灰色地带中。这些疾病是"看不见的病"，无法亲眼感受其破坏力；又因为处于灰色地带，与"健康""生病"的边界都不清晰，所以也被称为是现代无边界社会所孕育出来的"无边界疾病"。大多数现代人都是处于"健康人"与"病人"状态之间的"亚健康人"。

另外，最近还出现了"代谢综合征"之类的疾病。对这类疾病的治疗，医学界发展出了不以疼痛、发热之类的症状，而是基于量化数据和潜在风险进行诊断的医疗思维。不管是代谢综合征，还是上述的糖尿病、高血压、肥胖症，都是"富贵病"的一种。在现代的健康主义风潮之下，用作诊断标准的数据越精细，病人就越多。

最后要说的是心理疾病。譬如抑郁症，在过去被认为是"个人病"，但现在已经有了"社会病"的趋势。心理病在以前叫神经衰弱或者神经症，人们普遍认为造成心理疾病的原因是人体内部的神经出了问题，然而在今天，心理疾病多被认为是压力导致的，所以也叫作压力病，即公司、家族等外部环境、人际关系等的压力才是引发心理疾病的原因。可以说，心理疾病是自我中心的世情所孕育出来的现代人特有的疾病意识。

本书第 5 章引用了勒内·杜博斯的一句话："光是病原微生物不足以引起传染病流行，任何传染病流行背后都会有某些社会性因素。"从广义上来说，一种疾病要流行开来，光是生物层面的因素是不够的，任何疾病的流行都要靠社会因素为之创造条件。换言之，疾病要流行，靠的不是"原因"而是"条件"，而疾病的流行条件正是文明、社会和时代。这点无论古今都一样。

医学和文明或许可以消灭一种疾病，但无论医学和社会怎么发展，都没办法消灭疾病这个概念本身。我们无法参照今天的疾病路线去预测明天降临的疾病，也无法用今天的医学去应对明天的疾病。本书第3章引用了加缪《鼠疫》里的一句话："人世间经历过多少鼠疫和战争，两者的次数不分轩轾，然而无论面对鼠疫还是面对战争，人们都同样措手不及。"我猜，这句话在可预见的未来依然适用。

最后，请允许我感怀一下。本书是我研究工作的起点，初版问世于1971年，当时我44岁，36年后的今天，我已年届80岁了，研究工作也落后于时代了。未料本书竟能收入到岩波现代文库中，真的让我有种想歌唱感恩的冲动……

立川昭二

2007年12月24日

相关文献资料

一直以来，市面上都没有一本与本书写作意图和写作内容相同的著作，不过倒是有探讨"疾病与文明""疾病与社会""疾病的历史"等话题，可以作为参考的著作。我选择了几本比较重要，而且也容易买到的，兹列如下。对于历史研究而言，直接阅读一手史料和一手文献自是必须，但这有点过于专业了，所以在此不表。外文书籍如有日译本，则只列译本。

另外，西格里斯特和罗森的著作是在本书初版之后才出的译本，故借本书再版之机在此一并列入。

疾病与文明

或称"疾病与社会"。关于这个话题首推医疗史学者西格里斯特的著作，此外还有微生物学者杜博斯、社会医学专家高尔斯顿等的著作。

[1] Sigerist H., *On the Sociology of Medicine*, New York, 1960.
[2] 西格里斯特著，松藤元译，《文明と病気》，岩波新書，1973年
[3] 杜博斯著，木原弘二译，《人間と適応——生物学と医療》，みすず書房，1970年

- [4] 杜博斯著，田多井吉之介译，《健康という幻想》，紀伊国屋書店，1964 年
- [5] 高尔斯顿著，中川米造译，《社会医学の意味》，法政大学出版局，1959 年
- [6] 伯内特著，新井浩译，《伝染病の生態学》，紀伊国屋書店，1966 年

疾病的历史

赫泽尔、赫克尔、赫希等的经典著作现在已经绝版，买不到了。况且单个疾病的历史也有专著出版，所以很遗憾，目前并没有一部能够简洁明了地概述疾病历史的通史著作。亨琛的《疾病的历史与地理》在今天市面上也非常罕见。斑疹伤寒史可参见辛瑟尔的著作，精神医学史可参见吉尔博格的著作，这两个话题在本书都没提及，两人的著作也有译本，兹列如下。另外，梅杰编纂了病志、病理学经典文献集成，罗森的《公共卫生史》颇受好评，辛格等的《医学史》记载了各个时代的疾病，在为数众多的同名著作中杀出重围。

- [1] Henschen F., *The History and Geography of Diseases*, New York, 1966.
- [2] Ackernecht E., *Geschichte und Geographie der wichtigsten Krankheiten*, Stuttgart, 1963.
- [3] Major R., *Classic Descriptions of Disease*, Springfield, 1965.
- [4] Clendening L., *Source Book of Medical History*, New York, 1960.
- [5] Singer C. & Underwood A., *A Short History of Medicine*, Oxford, 1962.
- [6] Major R., *A History of Medicine*, 2 vols, Springfield, 1954.

[7] Long E.R., *A History of Pathology*, New York, 1965.
[8] Bettman O., *A Pictorial History of Medicine*, Springfield, 1956.
[9] 罗森著，小栗史朗译，《公衆衛生の歴史》，第一出版，1974年
[10] 辛瑟尔著，桥本雅一译，《ねずみ・しらみ・文明——伝染病の歴史的伝記》，みすず書房，1966年
[11] 吉尔博格著，神谷美惠子译，《医学的心理学史》，みすず書房，1958年
[12] 小川鼎三著，《医学の歴史》，中公新書，1964年
[13] 中川米造著，《医学を見る眼》，NHKブックス，1970年
[14] 川喜田爱郎著，《病気とは何か》，筑摩総合大学，1970年

日本的疾病

比较经典的著作有富士川游的《日本疾病史》（再版）、《日本医学史》（再版），以及日本学士院编纂的《明治前日本医学史》五卷本。这几部著作谈及的都是明治之前的事。至于山崎佐的《日本疫史及疫学史》、藤浪刚一的《日本衛生史》，还有《医制八十年史》《日本医学百年史》等今天也很难买到了。明治之后的医学史，可参见中川米造、丸山博等人编纂的史料集。川上武在医疗史领域也有十分杰出的成果。

[1] 川上武著，《现代日本医疗史》，勁草書房，1965年
[2] 中川米造、丸山博编，《日本科学技术大系》第24、25卷《医学》1、2，第一法规出版，1965年、1967年
[3] 三木荣著，《朝鲜医学史及疾病史》，私人出版，1963年
[4] 田波幸男著，《公衆衛生の発達》，日本公衆衛生協会，1967年
[5] 野村拓著，《医学と人権》，三省堂新書，1969年

[6] 村上阳一郎著,《ペスト大流行》,岩波新書,1983年
[7] 桦山纮一著,《ルネサンス周航》,青土社,1979年
[8] 川上武著,《現代日本病人史》,勁草書房,1982年
[9] 桥本雅一著,《世界史の中のマラリア》,藤原書店,1991年
[10] 桦山纮一等编,《医と病い》,新評論,1984年
[11] 见市雅俊著,《コレラの世界史》,晶文社,1994年
[12] 福田真人著,《結核という文化》,中公新書,2001年
[13] 酒井志津著,《病が語る日本史》,講談社,2002年
[14] 青木正和著,《結核の歴史》,講談社,2003年
[15] 新村拓著,《日本医療史》,吉川弘文館,2006年
[16] 冈田晴惠著,《感染症は世界史を動かす》,ちくま新書,2006年
[17] 桑塔格著,富山太佳夫译,《隠喩としての病い》,みすず書房,1982年
[18] 阿利埃斯著,伊藤晃、成瀬駒男译,《死と歴史》,みすず書房,1983年
[19] 桑德拉尤著,中村米造、村上阳一郎校,《病の文化史》,リブロポート,1984年
[20] 赫尔兹里奇、皮埃雷著,小倉孝誠译,《病人の誕生》,藤原書店,1992年
[21] 席佩格斯著,濱中淑彦校,《中世の病人》,人文書院,1993年
[22] 立川昭二著,《死の風景:歴史紀行》,朝日新聞社,1979年
[23] 立川昭二著,《病いと人間の文化史》,新潮社,1984年
[24] 立川昭二著,《明治医事往来》,新潮社,1986年
[25] 立川昭二著,《神の手、人の手》,人文書院,1995年
[26] 立川昭二著,《生と死の美術館》,岩波書店,2003年

EBERS

翻 开 生 命 新 篇 章

埃博思译丛

001　《无法告别：日本的安乐死与临终哲学》

002　《花粉症与人类：让人"痛哭流涕"的小历史》

003　《兴奋剂：现代体育的光与影》

004　《巴尔扎克的柳叶刀：被医学塑造的19世纪小说》

005　《痛在你身：如何面对孩子的身心疼痛》

006　《智慧之书：大脑智慧简史》

007　《文明的病因：从疾病看待世界文明史》

008　《血缘与人类：从分子视角重读人类演化史》

009　《七个嫌疑人：不堪重负的日本医疗》

010　《瘟疫编年史：世界史上100场疫病》

011　《汉方航海图：到东方之东的医学之旅》

012　《不老的大脑：致老龄化时代的脑科学》